図解「昨日の疲れ」が抜けなくなったら読む本

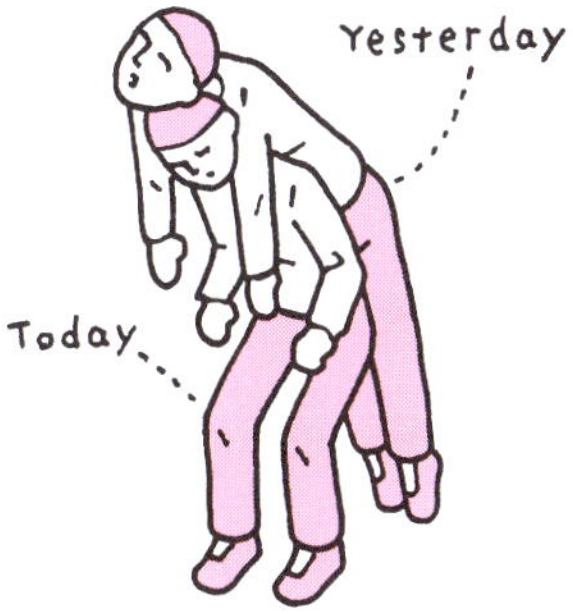

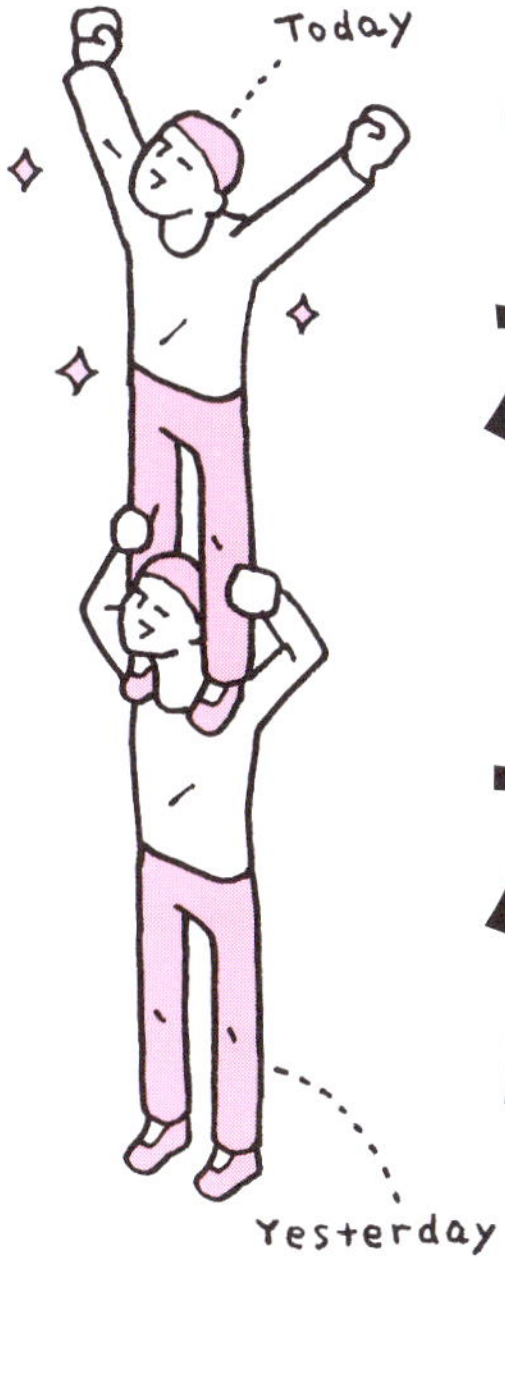

休み方にも
コツがある!

New Habits to Reset
Your Mind and Body

西多昌規
精神科医・医学博士

大和書房

はじめに

疲れている人が多い時代です。

しかも、現代の疲れは、単純な肉体的疲労だけではなく、こころの疲労が多くを占めているようです。

だから、休日に一日中、家でゴロゴロしているのに疲れが抜けない、ちっとも休んだ気がしない。

もっと悪くすると、休んでいることに罪悪感をもってしまい、ゆっくり休めるはずの休日にも仕事や解決しなければならないトラブルの心配で頭がいっぱい、明日からまた仕事かと思うとゆううつで、ちゃんと休まなきゃと思うほどかえって疲れてしまう……なんていうことになってしまいます。


では、結局、わたしたちの感じている疲れは、癒すことができないのでしょうか。

そんなことはありません。

今よりももっと上手に休み、こころとからだを整えるためのコツは、あります。

この本のもととなった『「昨日の疲れ」が抜けなくなったら読む本』も、そうした風潮のなか、こころとからだの疲れが溜まっている多くのかたに手に取っていただき、おかげさまで版を重ねましたが、ただひとつ残念だったのは、紙面の関係で、疲れたこころとからだをリセットするための具体的なプログラムには、あまりページを割くことができなかったことです。

そこで今回、前の本を読んでくださった読者のかたからリクエストをいただいたことをきっかけに、かたちを変えた〈図解〉版を出版できることになりました。「上手に休んで疲れをとる」ためのヒントを、イラストや図などを使って、よりわかりやすく、実践的にご説明し、ひと目でわかる疲れを癒す方法や考え方のちょっとしたコツを、どこからでも読むことができるよう、こころを配りました。

また、最新の医学的データや研究成果についても、可能なかぎり付記しました。ご自分の疲れにぴったり合った「疲れをコントロールして元気を出すための新しい習慣」を、どうぞ、目にとまったページから、始めてみてください。

本書が、みなさんの毎日をよりよいものにしていただくための一助となりましたら、これ以上の幸せはありません。

西多昌規

〈図解〉「昨日の疲れ」が抜けなくなったら読む本　目次

1章 眠りを変えて疲れを癒す9つの習慣

2章

こころのパワー不足を乗り切る11の方法

3章

自分に心地よいリズムをつくる9つのコツ

4章

こころとからだの不調をリセットする 12のレシピ

1章

眠りを変えて疲れを癒す 9つの習慣

「お疲れレベル」を自覚する
疲れと眠りと肥満の関係を知る
眠りの質を高めて「熟眠」する
朝の光、ベッドでの軽い運動、朝食でスッキリ目覚める
光をコントロールして、「眠りのホルモン」を活性化させる
しっかり歩いて、よく眠る
眠れないときは、リビングで温かい飲み物を
スローダウン呼吸法でぐっすり眠る
ぬるめのお風呂でリラックスして、こころも温める

習慣
1

「お疲れレベル」を自覚する

「働けているから大丈夫」は禁句です

「最近、からだがダルいんだよね」

「疲れが抜けなくて、週末はほとんど寝ている」

という人、多いのではないでしょうか。

適度な疲労は充分からだを動かした証ですし、睡眠にもプラスになります。問題は疲れのレベルです。眠れば回復する、週末には多少寝坊してもリフレッシュできているなら心配ありません。

けれど寝ても疲れが抜けない、「億劫だ」と思うことが増えてきたら、疲れが溜まっている可能性があります。大切な予定を忘れていた、集中力やせん。注意力が低下してきた、となったら要注意です。働けているから大丈夫、と軽く考えてはいけません。疲労感は、うつ病の重要なサインのひとつです。

「お疲れ」レベルは休日にわかる

いちばん簡単な疲労のバロメーターは、休日の活動度です。

休日に2時間以上寝過ごす人は、平日の睡眠が足りない可能性があります。また天気がいいのに一日中家にこもって過ごす休日パターンの背後にも、疲労が隠れているかもしれません。

日々の疲れはできるだけ、その日のうちに解消しましょう。そのためのプログラムをこの本で紹介していきます。

疲れはゼロにはできなくても、食事や睡眠、毎日の小さな習慣や行動パターンを変えるだけで減らすことができるのです。

溜まった疲れを自覚するチェックリスト

- □ 今までにない疲労感、疲れやすさが続いている。
- □ しっかり休養したつもりでも、なかなか回復しない。
- □ 日常のパフォーマンスが、疲れのせいで50%くらいに落ちている気がする。
- □ 風邪をひきやすい、ひくとなかなか治らない。
- □ 検査してもはっきりしない頭痛、腰痛、筋肉痛が続く。
- □ 食欲がない、食事を美味しいと感じない。
- □ よく眠れない。

Doctor's Advice

3つ以上チェックがついたら、
「危ない疲れ」の可能性があります。
自分のからだに「大丈夫?」と聞いたら
どんな答えがくるか、イメージしてください。

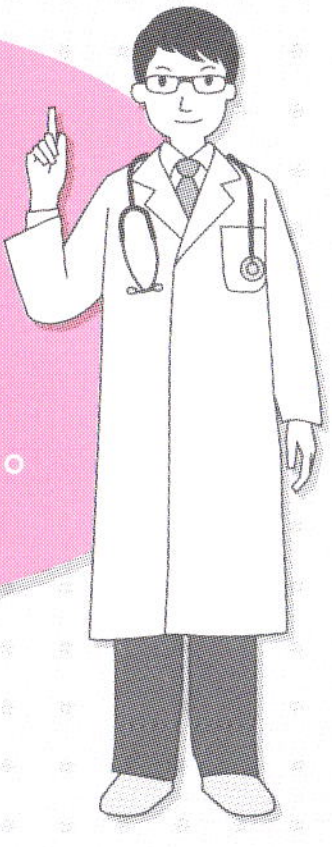

習慣
2

疲れと眠りと肥満の関係を知る

24時間手に入る現代は、「太るのに最適」な社会です。さらに、こうした便利さに慣れると、ささいなことでイラついて、それを解消しようとまた食べてしまいます。

夜型生活、寝酒、運動不足による浅くて短い睡眠、「PCながら食べ」――すべて肥満につながります。そして**睡眠不足は、食欲を増進させるホルモン・グレリンの分泌量を増やします。**

最近太り気味のあなた、実はこころの疲れが溜まっていませんか？

嗜好品でストレスをまぎらわさず、睡眠時間や運動時間を確保したり、リラックスする時間をもつことで精神的な疲れを解消して、ささくれたこころを休めて癒していきましょう。

ストレスを飲食で解消していませんか？

「疲れると太る」と聞いて、どう思いますか？

体力を使う職業ならば、疲れで痩《や》せることも多いのですが、**問題は、人間関係やデスクワークなどの、「体力を使わない」疲れです。**人はストレスが溜まると何かに依存しがちです。そしてスイーツやスナック菓子、お酒などの嗜《し》好《こう》品はどれも、高カロリーで太りやすいですよね？

もちろん、運動不足も肥満の一因です。運動には抗うつ効果やストレス解消、意欲改善などの作用がありますから、運動しないとストレスが原因の間食が増えるという悪循環も生まれます。

睡眠不足だと食欲増進ホルモンが増える！

ファストフードもスナックもスイーツもお酒も

「肥満」とサヨナラできる! 生活習慣

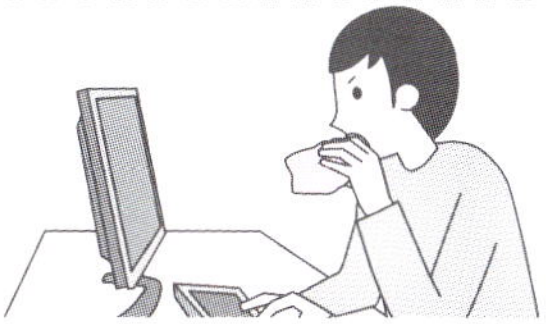

□ものを食べながらのパソコン、ネットはやめる。

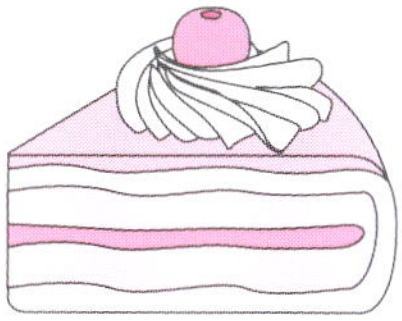

□間食は1日1回、眠る3時間前までに。

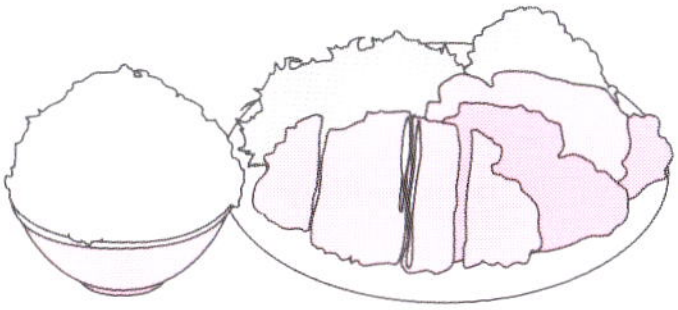

□食事は大皿ではなく個別盛りにして、ゆっくりよくかんで食べる。

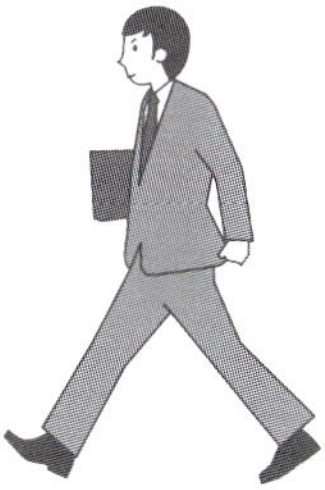

□通勤や買い物などに、歩く時間を組み込む。

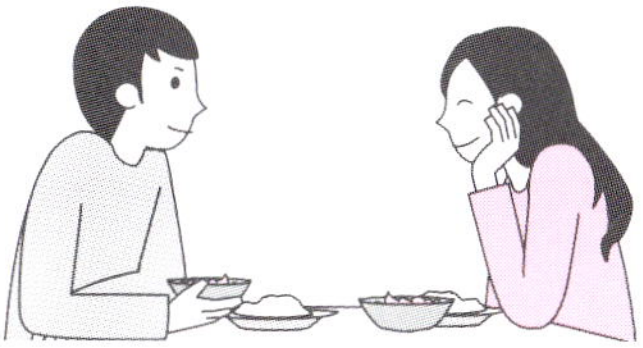

□夕食は、だれかと会話を楽しみながら、ゆっくりと味わう。

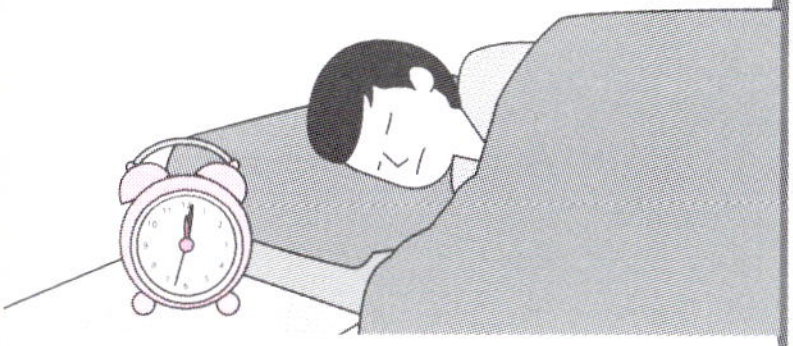

□せめて午前0時～1時ごろまでにはベッドに入る。

Doctor's Advice

イライラと睡眠不足を防ぐためにも、よく動いて早寝早起きの習慣を!

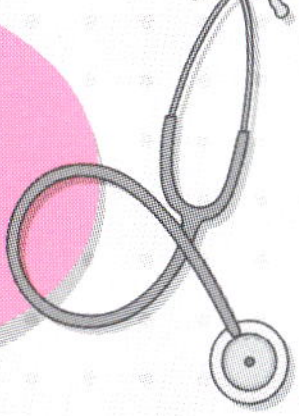

習慣

3

眠りの質を高めて「熟眠」する

からだを温め、気持ちよい眠りを

「よい睡眠」は、疲れを溜めずにからだをリセットするためにとても大切です。

「なかなか睡眠時間がとれない」というのは、現代人共通の悩みですが、ならば、短時間でもぐっすり眠って、睡眠の質を向上させたいものです。日々の生活の工夫でできる「熟眠法」をご紹介しましょう。

人間の体温は夕方から夜にかけて下がってきます。そして体温が下がってくると、人は眠くなってきます。

気持ちよく眠りにつくには、からだを少し温めるとよいことがわかっています。一時的に体温を上げると、脳から体温を下げるよう指令が出て、そのプロセスでスムーズに眠りに入れます。

体温を調整して「よい睡眠」をとるには

いちばん簡単な体温上昇法は、入浴です。

38〜40度ぐらいのぬるめのお湯が、寝付く前の体温上昇にはちょうどいいことが知られています。**半身浴や足湯でも効果があります。**ラベンダーなどリラックス効果のある入浴剤を入れると、さらにプラスにはたらきます。体温を上げると、徐《じょ》波《は》睡眠という眠りの深い睡眠が増えるという研究もあります。

スムーズな眠りを妨げる手足の冷えも、解消しておきたい症状です。冷え性のかたは、レッグウォーマーや靴下、手袋、湯たんぽなどを活用して、手足を温めてからベッドへ入りましょう。夜中にあなたの毎日は大丈夫？

よい眠りを妨げるNG習慣

NG習慣1

入浴はせずに、たいていシャワーで済ませている。

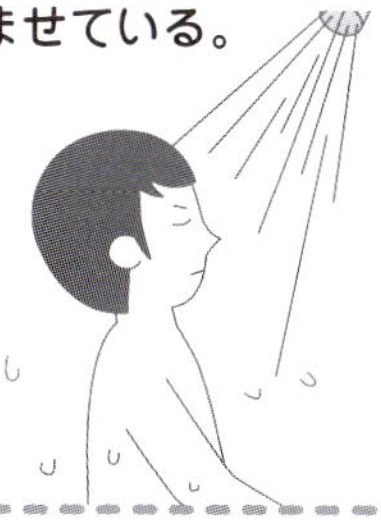

NG習慣2

手足が冷えたまま、冬でもパジャマ1枚でベッドに直行。

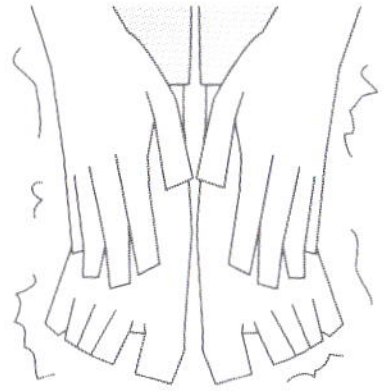

NG習慣3

就寝直前まで飲食している。寝る前のアルコールは欠かせない。

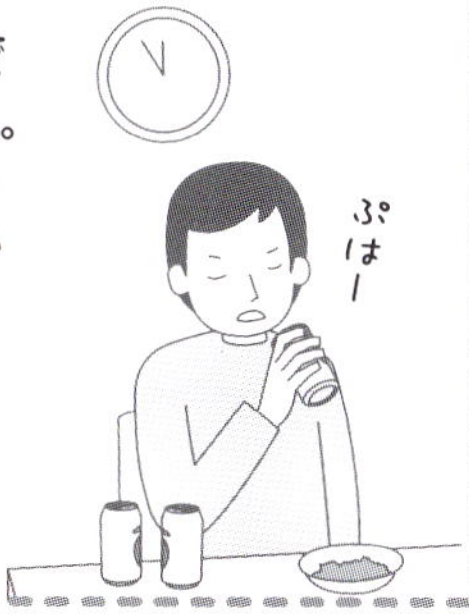
ぷはー

NG習慣4

テレビや雑誌で取り上げられた寝具類に飛びついてしまう。価格で寝具を選んでいる。

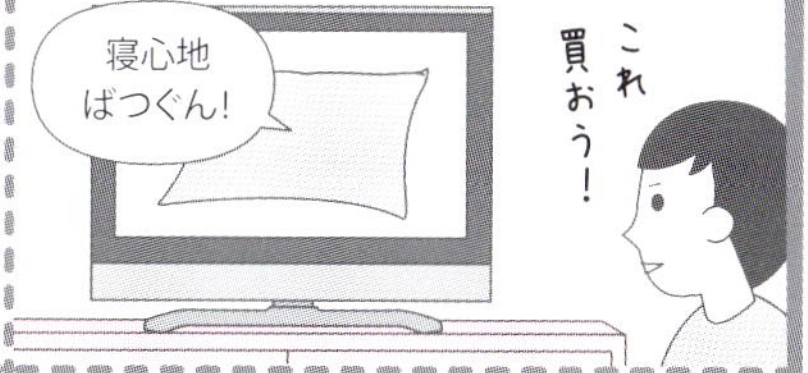
寝心地ばつぐん!
これ買おう!

NG習慣5

ヒマな休日はゴロゴロしながらテレビやゲーム。

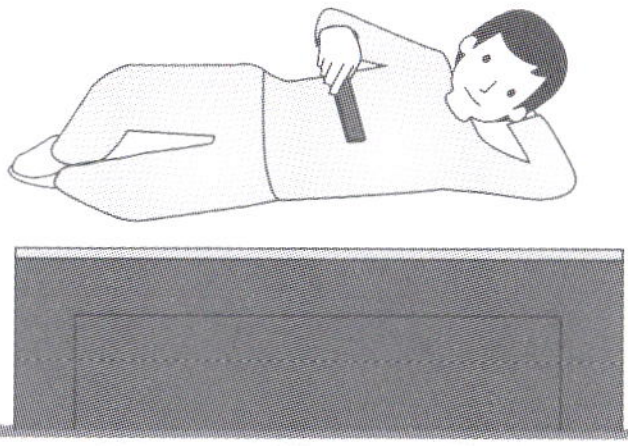

NG習慣6

すぐに寝付けないと、明日のことが気になって、ますます目がさえる。

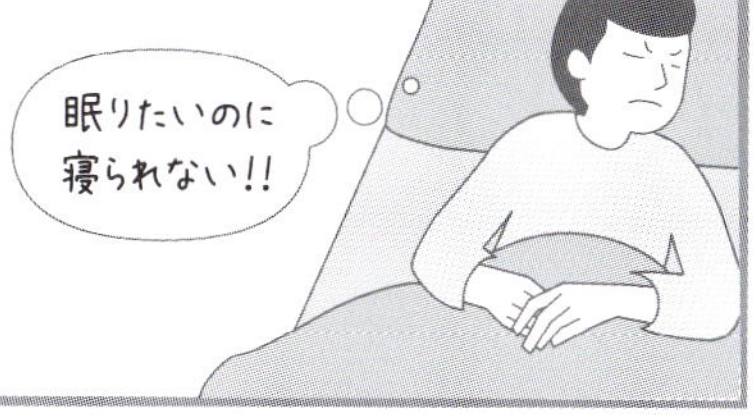
眠りたいのに寝られない!!

暑くなってしまうのが気になるかたは、寝ている間に自然に脱げてしまうよう、ストールなどをゆるめに手足に巻いておくのがおすすめです。

就寝直前の飲食はＮＧ

寝る直前の飲食は、休息をとろうとする脳とからだに新たな仕事を与え、活動モードにしてしまいます。

寝酒も、アルコールが不安定な睡眠を増やすうえ、利尿作用による尿意で眠りが浅くなってしまいます。さらにいびきもひどくします。アルコールが舌の付け根をゆるめて、のどの空気の通り道を狭くしてしまうためです。

飲食は就寝3時間前までに済ませるように心掛けましょう。特に寝る前の飲酒は控え、飲むなら美味しい食事に合わせるのがおすすめです。

日中は光を浴びて活動的に

よい睡眠のためには寝具も大切です。とはいえ、素材によって硬さや重さなども異なりますし、横になったときの体圧の分布には、個人差があります。ある人にとってはからだに合った寝具でも、別の人には合わないこともあります。

口コミを鵜呑《うの》みにしたり、「高価だから品質もいいだろう」と安易に考えず、実際に売り場で寝心地を試すなどして、自分のからだに合う寝具を探しましょう。

仰向け寝、横向き寝、うつ伏せ寝……。寝ているときの姿勢には、それぞれ長所・短所があります。ただ、人間は寝ている間に寝返りを打ちながら、身体をほぐしています。姿勢にこだわりすぎるのも考えものです。

眠るのは夜ですが、**昼間の行動は眠りに大きく影響します**。

やるべきことを行い充実した1日だったと実感をもつこと、日中に光を浴びて行動すること、生活リズムを整えることが大切です。

ただし「睡眠」にこだわりすぎるのは、かえってストレスの原因となり逆効果です。多少ズボラなくらいのほうがよい睡眠がとれるものです。

NG習慣を簡単リセット!

よい眠りのためのOK習慣

OK習慣 1

38〜40度のお風呂、半身浴、足湯で、就寝前にからだを少し温める。

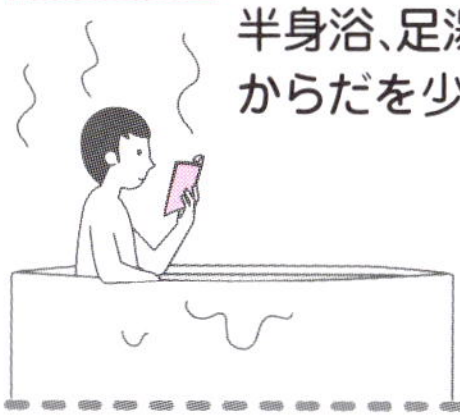

OK習慣 2

手袋、靴下、湯たんぽなどを利用して、足先の冷えを予防。

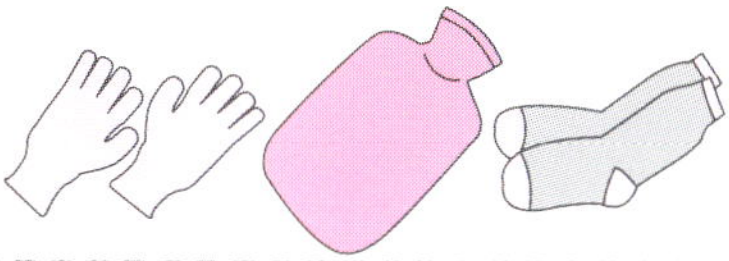

OK習慣 3

食事とお酒は、就寝3時間前までに済ませる。

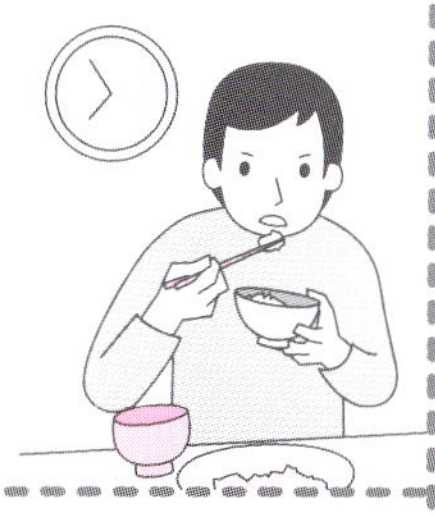

OK習慣 4

値段やCMなどにまどわされず、本当に自分のからだに合った寝具を利用する。

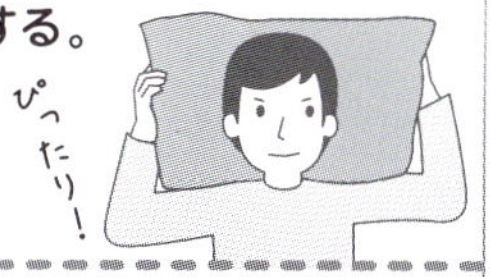
ぴったり!

OK習慣 5

日中の生活スタイルを見直してみる。

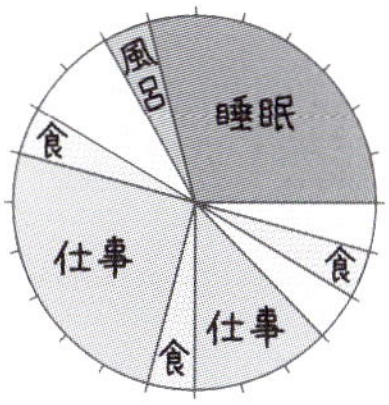
風呂
睡眠
食
仕事
食
仕事
食

OK習慣 6

睡眠のことばかりを考えすぎない。

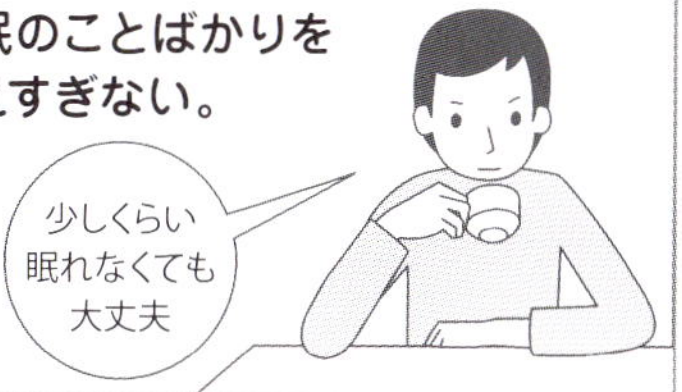
少しくらい眠れなくても大丈夫

Doctor's Advice

完璧を目指す几帳面さは、仕事上では素晴らしい長所ですが、睡眠ではマイナスにはたらきます。自分のなかに「ゆるめる部分」もつくりつつ、よい眠りを妨げる習慣を見直していきましょう。

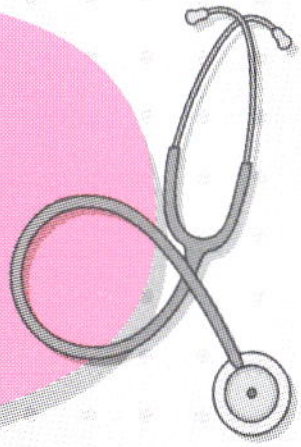

習慣
4

朝の光、ベッドでの軽い運動、朝食でスッキリ目覚める

朝の太陽光で体内時計をリセット

朝、スッキリ目覚めるためのコツをいくつかご紹介しましょう。

まずは光が大切です。**人間は朝の太陽光で体内時計をリセットし、本当に「目覚め」ます。**就寝時にカーテンを少し開けて寝れば、朝日を浴びることができ、目覚まし効果があります。朝の太陽光は、不安やうつを抑えるセロトニンのはたらきを活発にし、眠りを誘うホルモン・メラトニン（22ページ参照）の分泌も促すため、夜の熟眠にもつながります。

体温を上げて交感神経を刺激する

体温が上がるとからだも覚醒します。目覚めたら寝床のなかで手足をバタバタさせたりグーパーしたり、腰をちょっともち上げたりしてみましょう。**運動すると一時的に人間にとってアクセルのはたらきをする交感神経が活発化します。**熱めのシャワーや冷水での洗顔も効果的です。朝食をしっかりとることも大切です。

また夜の利用には問題のあるPCですが、朝の利用にはプラス効果が。**明るい液晶画面に覚醒効果がある**ので、朝一番のメールチェックなどはおすすめです。スマートフォンの睡眠管理アプリも利用価値あり。枕元に置くだけで睡眠段階を認識し、浅い眠りのときにアラームが鳴るアプリなどで、スッキリと目覚められそうです。また、毎日の就寝・起床時刻などを記録すれば、自分の生活習慣や眠りのクセなどを把握するのに役立ちます。

朝、スッキリ目覚めるためのリセット・メニュー

□ カーテンを少しだけ開けて寝る。

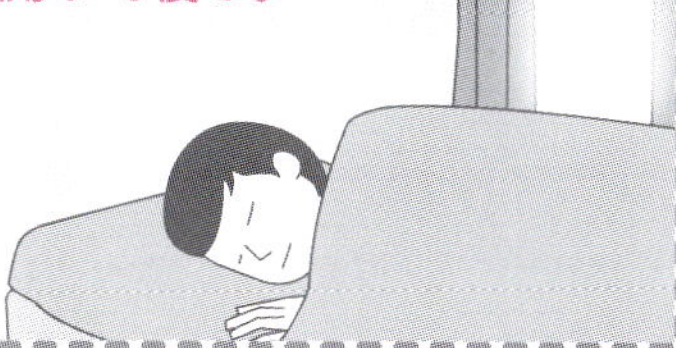

□ 朝起きたら、まずはからだを軽く動かす。

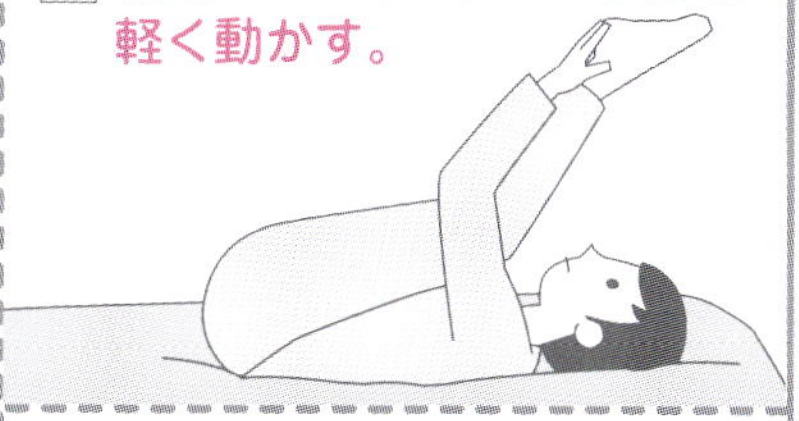

□ 熱いシャワーを浴びて、交感神経を活性化させる。

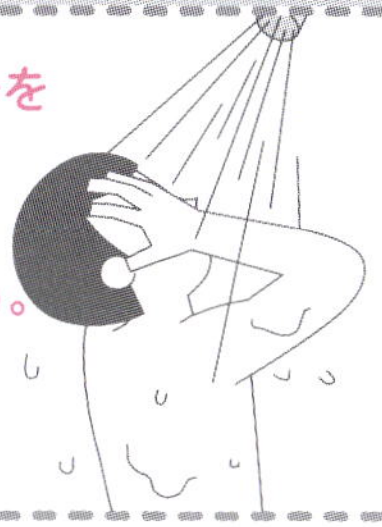

□ 冷水で顔を洗う。

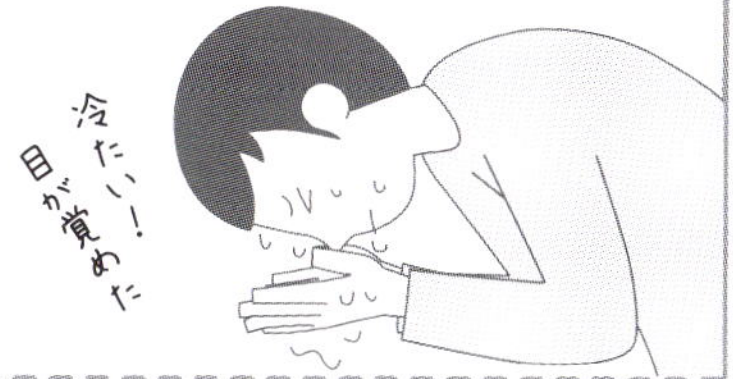

□ 目覚めたらミントやライムなどのタブレットを口に含む。

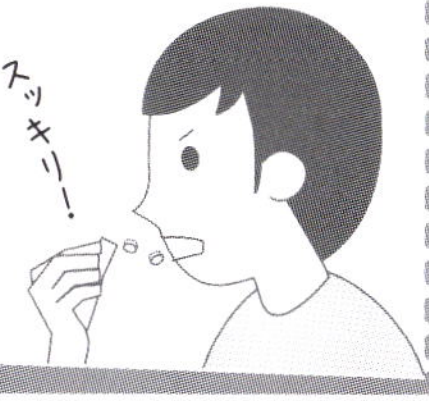

□ スマートフォンなどの睡眠管理アプリを利用する。

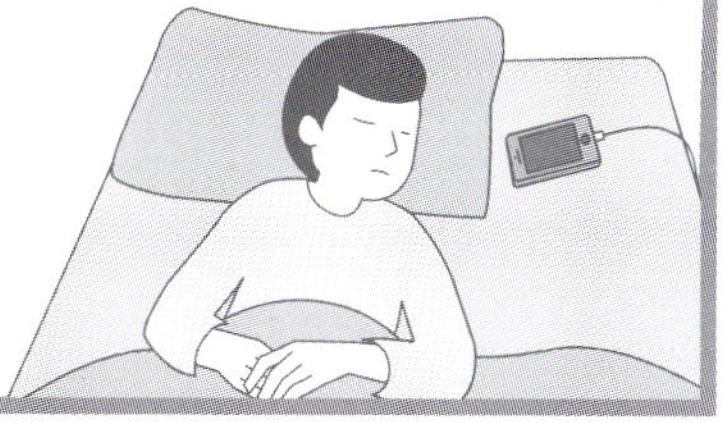

Doctor's Advice

「光を浴びる」「からだを少し動かす」「きちんと朝食をとる」。この3つの習慣に、からだとこころの健康をキープするエッセンスが詰まっています。

自分の睡眠の状態を記録してみよう!

	/	/	/	/	/	/	/	/	/	/

記入例

日付	○/○	○/×	○/×		/	/	/	/
就寝・起床時刻（合計睡眠時間） 21								
22								
23								
24								
0								
1								
2								
3								
4								
5								
6								
7								
8								
9								
起床時の気分	○	△	×					
ひと言メモ	スッキリ！	可もなく不可もなくかな〜	仕事で睡眠不足					

1 生活パターンに合わせ、時刻を記入

2 就寝時刻にラインを引く

3 起床時刻にラインを引く

4 寝ていた時間部分を塗りつぶすと、その日の睡眠時間がわかりやすくなります

5 朝の気分や気づいたことなどをメモ

習慣 5

光をコントロールして、「眠りのホルモン」を活性化させる

光は浴びる時間で効果が異なる

朝に太陽の光を浴びることで、睡眠薬と抗うつ薬の両方の効き目が得られます。

午前中の光は、「眠りのホルモン」と呼ばれるメラトニンの分泌を促します。メラトニンは夕方から分泌量が上がり始め、夜中にピークを迎え、朝が近づくにつれ減っていきます。朝日を浴びると、12時間後にメラトニンが分泌されるため、**朝の光には覚醒効果だけでなく、睡眠をよくする効果もあるのです**。

ただし夜の光はメラトニンの分泌を抑えるため、就寝直前までライトを目一杯つけて作業をしたり、PCの明るい画面を見たりしていると、寝付きが悪くなり、眠りも浅くなってしまいます。

就寝3時間前から、部屋の灯りを暗くしていくと睡眠の質がよくなります。

睡眠と覚醒のリズムをつくる

メラトニン分泌や睡眠覚醒リズムの調整に必要なのは、2500ルクス以上の強さの光です。一般家庭の窓際の明るさが2500～5000ルクスと言われていますので、朝、窓際で新聞を読む習慣などをつくるのはおすすめです。

通勤や買い物などに絡め、朝、2時間ほどは日光を浴びたいものです。冬の日照時間不足は人のエネルギーを落としますから、北や西向きの部屋に住んでいる人は、**なるべく窓際で過ごす、電灯を明るくして朝食をとるなど、室内で光を浴びる**工夫をしてみてください。

1日のリズムをつくる「光」との付き合い方

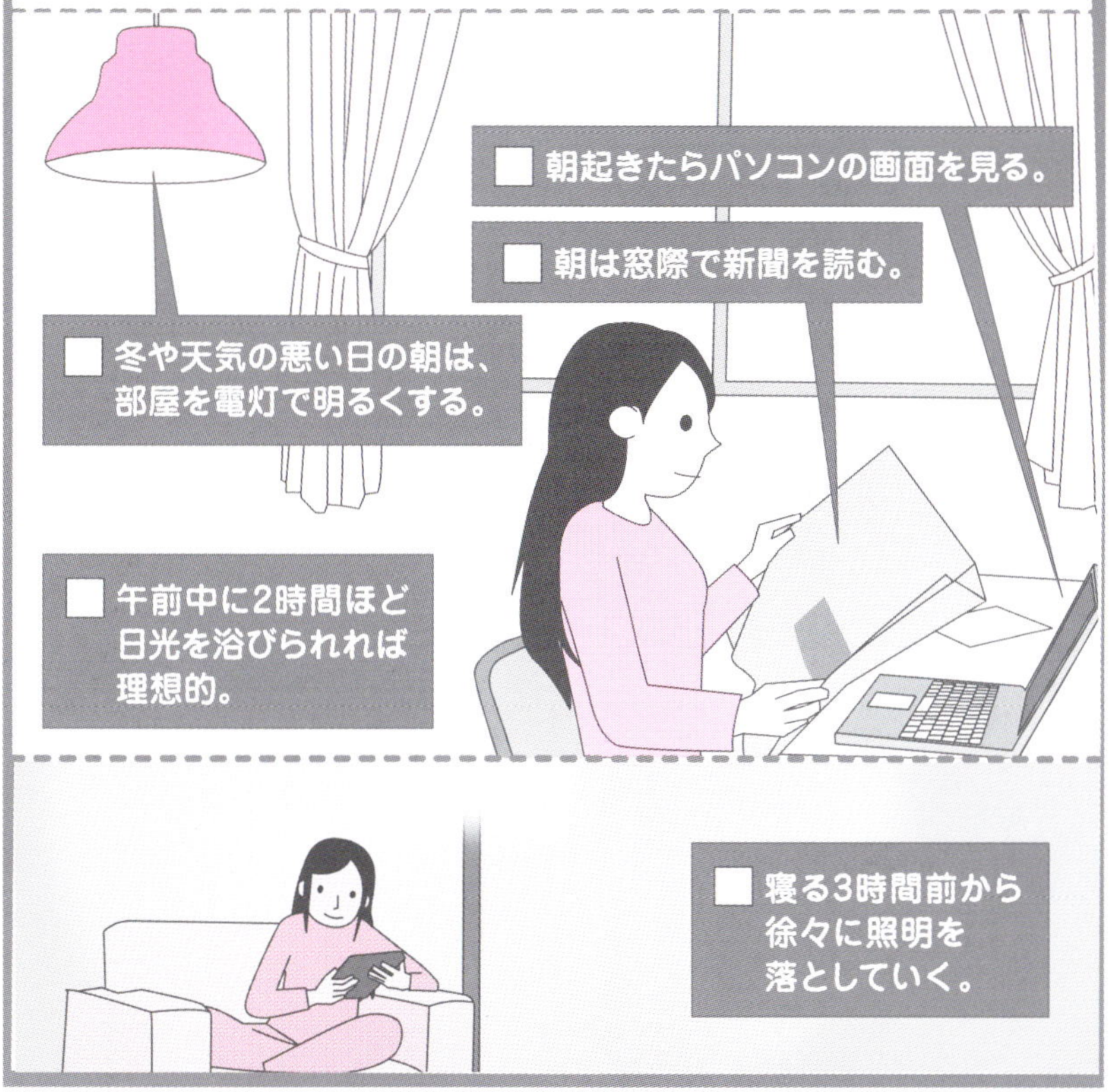
朝起きたらパソコンの画面を見る。
朝は窓際で新聞を読む。
冬や天気の悪い日の朝は、部屋を電灯で明るくする。
午前中に2時間ほど日光を浴びられれば理想的。
寝る3時間前から徐々に照明を落としていく。

Doctor's Advice

光を制する者は、睡眠と日中の充実を得ることができます。光を上手に利用することは、こころの健康のためにも大切な工夫です。

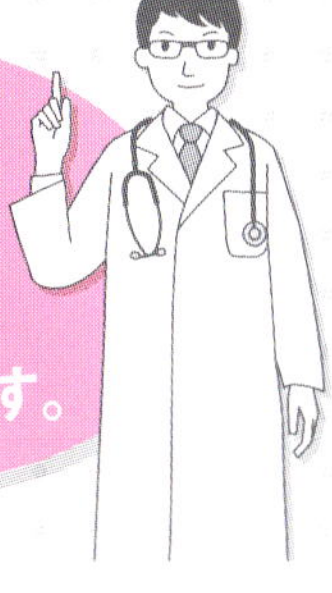

習慣
6

しっかり歩いて、よく眠る

運動はよい眠りの特効薬

適度な肉体疲労は、夜の安眠、質のよい睡眠をもたらし、からだにも脳にもよい影響をおよぼします。いっぽう睡眠不足や質の悪い眠りは、からだを痩せさせるレプチンという物質を減らし、インスリンのはたらきを弱めるため、肥満や糖尿病になりやすくなってしまいます。質のよい眠りのためにも運動の習慣をつけることは大切です。

適度な運動はセロトニンやドーパミンなど脳内の神経伝達物質のはたらきを強め、不安や抑うつを和らげて、やる気を高めてくれます。また、前頭葉も活性化するため、集中力がアップします。

1日15分の「ちょい汗」ウォーキング

人によって適した運動は異なりますが、一般的にはウォーキングやジョギングなどの有酸素運動が、脳機能の活性化や心身の健康維持によいとされています。

腹筋や背筋などの体幹の筋力を維持する「レジスタンス運動」も重視されていますが、就寝前に行うと筋肉痛で逆に眠りを妨げてしまうこともあるので、注意しましょう。

ライフスタイルに合わせて、たとえば通勤や通学、買い物に行くときなどに、少し脈拍が上がり汗ばむくらいのウォーキングを、1日最低15分ほど取り入れたいものです。できれば1日3〜5回ほど行うとより効果的です。帰宅時にひと駅手前で降りる、車での移動を少なめにするなど、ちょっとした工夫で歩く時間は確保できます。

快眠のための運動プログラム

- □ 1回15分の、少し汗ばむ程度のウォーキングを1日3〜5回。
- □ 帰り道は少し遠回りをする。
- □ 自動車通勤の人は、駐車場をちょっと遠いところに。

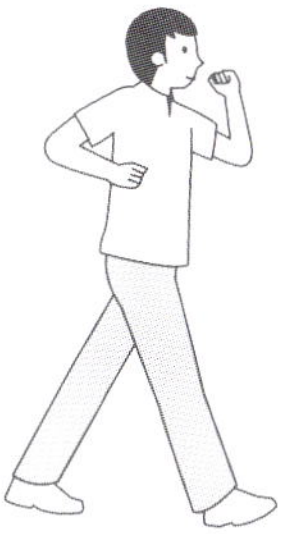

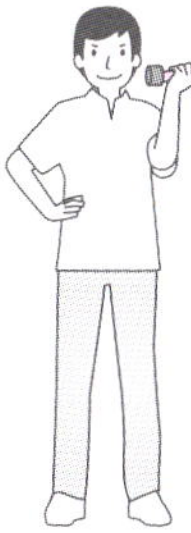

- □ ストレッチ運動、ベンチプレスなどの軽い筋トレも取り入れる。

- □ 昼休みなどに、自分の好みに合ったスポーツを楽しむ。
- □ 昼食を少し遠くに食べに行く。

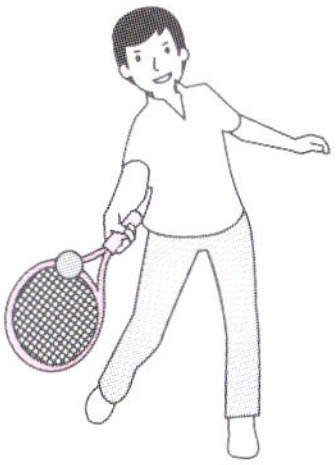

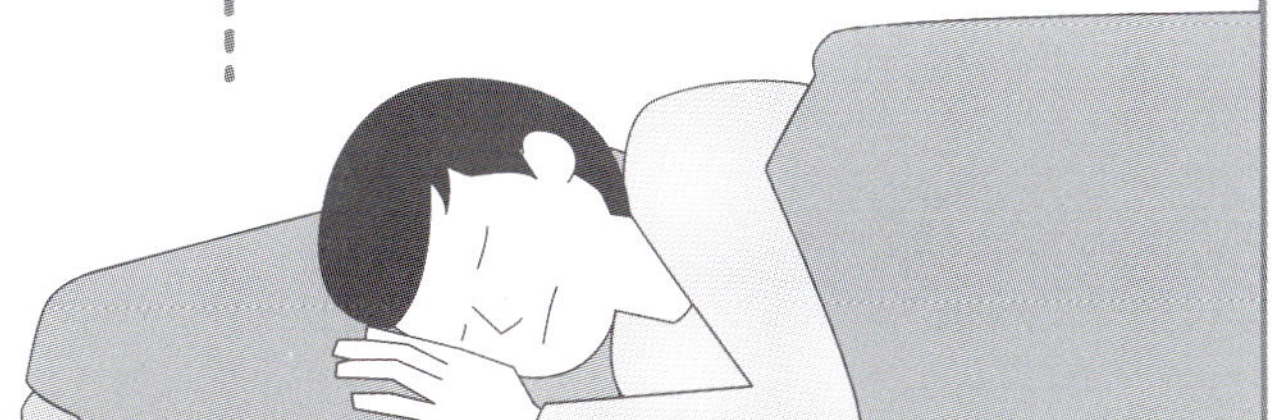

※ただし、就寝前に筋肉痛になりそうなハードな運動は行わない。

Doctor's Advice

平日は通勤時や昼休み、買い物などのすきま時間を利用して「ちょこっと運動」を、休日はスポーツやジョギングなど、少し頑張ってからだを動かす時間をつくりましょう。

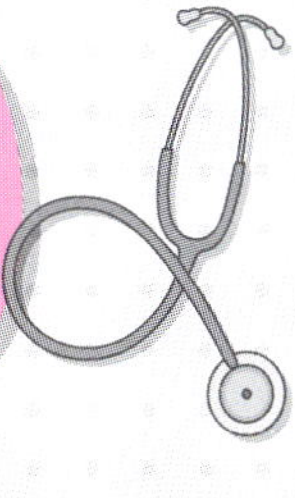

習慣

7

眠れないときは、リビングで温かい飲み物を

眠れない日本人

寝付けない夜は辛いものです。

全米睡眠財団が、日本を含めた6ヶ国に居住する人たちに、睡眠に関する調査を行いました。平成25年に発表された結果では、日本人の平日夜の平均睡眠時間は最短の6時間22分でした。他の調査でも日本人は世界の中でも「眠らない」「眠れない」国民です。5人に1人が睡眠の悩みを抱えているという報告もあります。

寝付きが悪い「入眠障害」の正確な定義は、普段より2時間以上かかることですが、実感としては30分寝付けないだけでも、かなり辛いものです。

どうしても眠れないときの対処法

もし1時間以上寝付けないなら、いったんベッ

夜中にどうしても眠れなくなったときの対処法

- □ いったんベッドから出て、リビングへ移動する。
- □ 温かいハーブティーをいれて、気持ちを落ち着ける。
- □ ネットは我慢する。
- □ 夜明けが近いなら、眠れなくても静かに横になっている。
- □ 多少、寝不足でも大丈夫だと思うようにする。

ドを離れてリビングなどでひと呼吸おくほうがリラックス効果があります。ベッドに居続けると、眠れない不安が強まるからです。ただし、部屋を明るくしたり、インターネットを始めたり、アルコールやカフェイン入りのものを飲むのはNG。飲むなら麦茶や温かいハーブティーなどがおすすめです。

夜明けが近い場合は、ムリに眠ろうとせずまどろみながらベッドにいるだけでも、休養効果があります。「ひと晩くらい寝不足でも大丈夫」と楽天的に考えましょう。

人は追いつめられると注意や集中に関係するノルアドレナリンという物質が活発になります。大事な商談前日に寝付けないときなどは、ノルアドレナリンの力を信じ、「どうにかなるさ」と開き直れば、少し不安がおさまるのではないでしょうか。ただし、2週間以上不眠が続き、日々のパフォーマンスが落ちている場合には、うつ病などの可能性もありますので、専門医に相談しましょう。

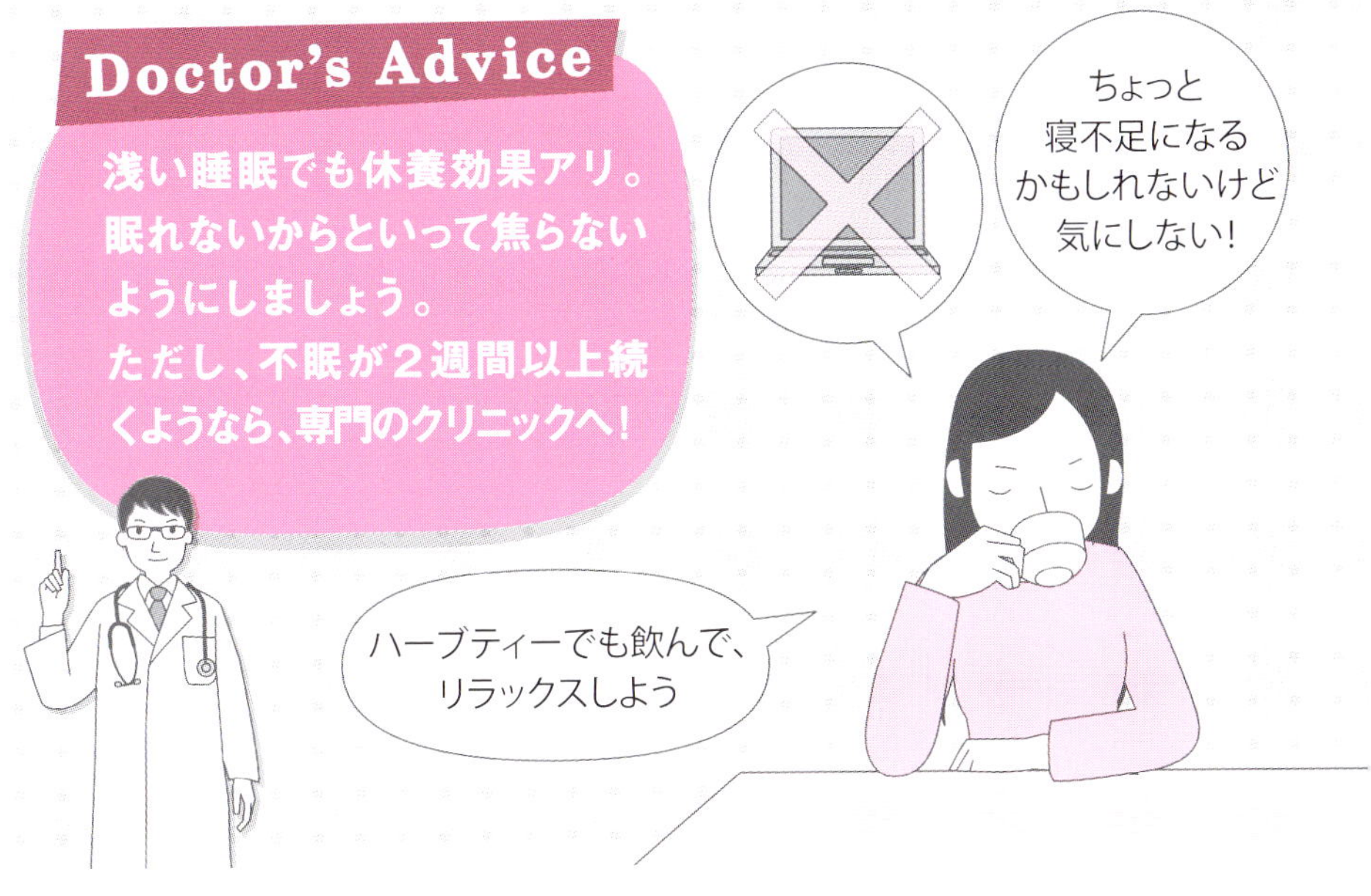
Doctor's Advice
浅い睡眠でも休養効果アリ。眠れないからといって焦らないようにしましょう。ただし、不眠が2週間以上続くようなら、専門のクリニックへ!
ちょっと寝不足になるかもしれないけど気にしない!
ハーブティーでも飲んで、リラックスしよう

習慣8

スローダウン呼吸法でぐっすり眠る

「臍下丹田《せいかたんでん》」を意識して呼吸する

呼吸法の本では、「臍下丹田」というからだの場所が必ず出てきます。肝臓や腎臓のように実体のある臓器ではないのですが、へそ下三寸（約9センチ）の位置にあるとされています。

この「臍下丹田」に意識を集中して呼吸を行います。

からだと精神は密接に結びついており、精神的な不安はからだの症状になって表に出てきます。**呼吸は不安を映す鏡です。**

パニック障害の患者さんは、不安が強くなると呼吸が荒くなり、過呼吸に陥ってしまうことも少なくありません。適切な呼吸法を知ることは、心身を落ち着けるテクニックを身につけることになるのです。

ゆっくり吐いて神経をスローダウン

瞑想《めいそう》法、リラクセーション法としての呼吸法は数多く存在しますが、共通しているのは「臍下丹田」を意識し、吐く時間を長めにとる点です。おすすめなのは明治大学の齋藤孝教授が考案した「三・二・十五」呼吸法です（齋藤孝『呼吸入門』角川文庫）。「三秒吸って、二秒とめ、十五秒で吐く」というごく簡単なものです。

数を数えることで雑念が消え、入眠前のリラクセーションに最適です。回数は5〜10回程度が適切でしょう。

吐く時間を充分にとる呼吸法は、からだのアクセル役である交感神経を徐々にスローダウンさ

吐く時間を充分にとる呼吸法

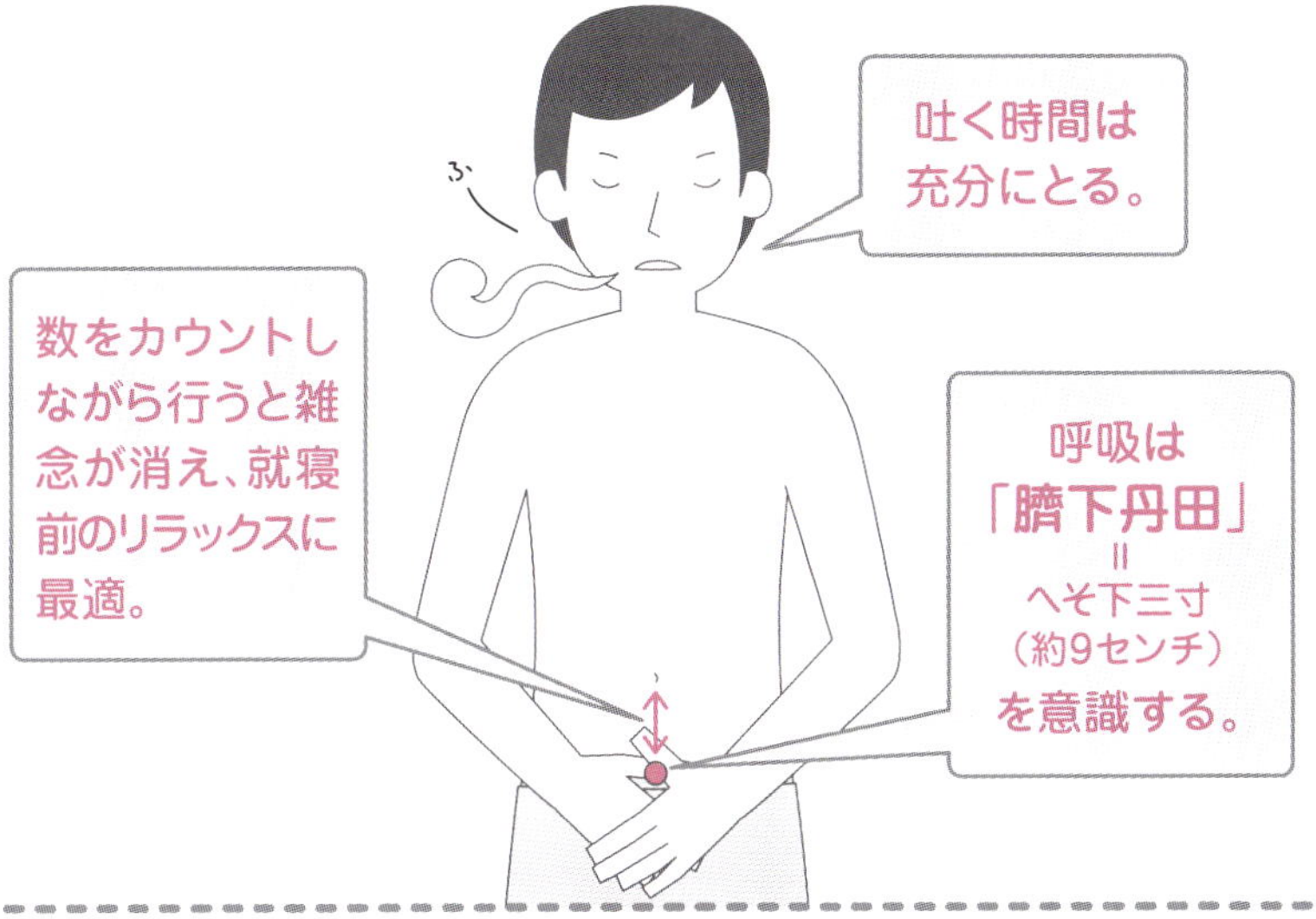
ふ
吐く時間は充分にとる。
数をカウントしながら行うと雑念が消え、就寝前のリラックスに最適。
呼吸は「臍下丹田」＝へそ下三寸（約9センチ）を意識する。

呼吸法によって…

からだのアクセル**交感神経**をスローダウン。

からだのブレーキ**副交感神経**のはたらきを高める。

不安を和らげる**セロトニン**のはたらきがアップ。

せ、ブレーキ役の副交感神経のはたらきを高めます。さらに、規則的な呼吸運動は不安を和らげるセロトニンのはたらきもアップさせます。

深呼吸をするのも悪くありませんが、呼吸のしすぎは禁物です。「ハア、ハア、ハア」と犬のように息をしすぎると、過呼吸と似たような状態になってしまい、体内の二酸化炭素濃度が下がって手足がしびれてきます。

セルフマネジメントに使える「自律訓練法」

1932年にドイツの精神科医ヨハネス・ハインリッヒ・シュルツによって考案された、いつでもどこでも行える「自律訓練法」というセルフコントロールのための呼吸法があります。シュルツは、催眠に誘導された人が、腕や脚に重たさや温かさを感じることに着目し、その感覚を自己暗示で生じさせれば、不安を和らげたり眠気を呼ぶ効果があるのではと考えたのです。

自律訓練法は、満腹や空腹のときを避け、静かな場所で行います。からだを締め付けるベルトやブレスレット類は外しましょう。左ページにわたしがアレンジした自律訓練法を紹介していますので、チャレンジしてみてください。

個人差がありますが、疲労回復、神経過敏な状態がおさまる、セルフコントロール力が増して衝動的な言動が少なくなる、からだの痛みやダルさが軽減される、などの効果が期待できます。

呼吸の問題には病気が隠れていることも

ただし、呼吸に問題がある人の場合、裏に何らかの病気が隠れていることもあります。

片方の鼻の穴を指でふさぎ、深呼吸してみてください。どちらかがひどくつまっているなら、就寝前に点鼻薬で通りやすくしましょう。

アレルギー性鼻炎や花粉症では鼻水が多くなり、それだけで不眠の原因になります。また、いびきがひどく、昼間も眠気に襲われるという人は「睡眠時無呼吸症候群」の可能性もあります。

気になるかたは睡眠専門クリニックなどに相談してみてください。

眠りの質を高める自律訓練法

1 ソファに深く座るか、ベッドか床に横になり、気持ちを落ち着ける。

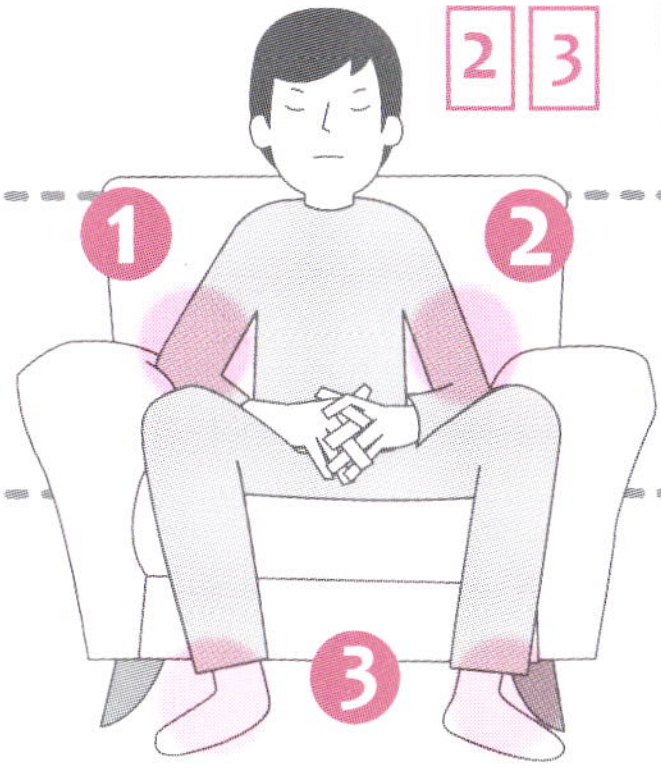

2 「①右腕が重たい→②左腕が重たい→③両脚が重たい」と、ゆっくり順番にくり返し、計3分感じてみる。

3 「①右腕が温かい→②左腕が温かい→③両脚が温かい」と、ゆっくり順番にくり返し、計3分感じてみる。

4 鼻、口、のど、胸、腹など息の出入りする部位に意識を向ける。呼吸をムリにコントロールしようとせずに、自然な呼吸を3分間行う。

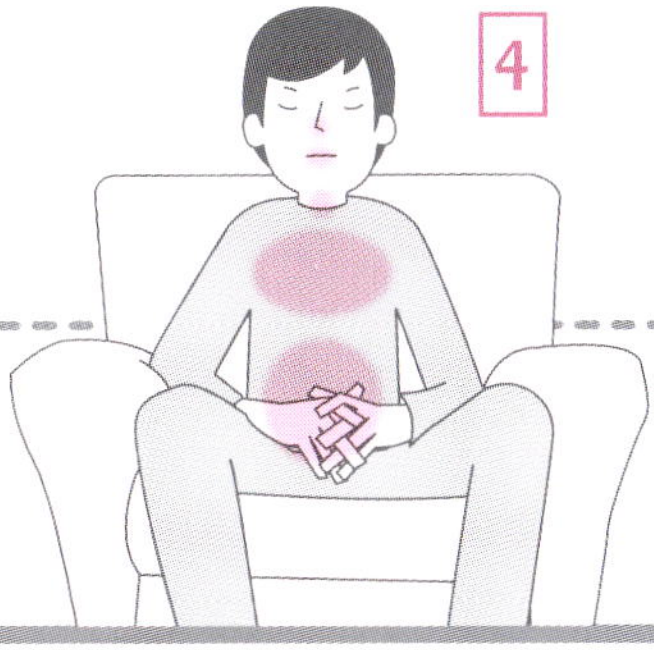

5 最後に背伸び、屈伸運動をし、終了する。

Doctor's Advice

呼吸と心身の状態は、深く結びついています。自分でリラックスできると思える呼吸法を試してみましょう。

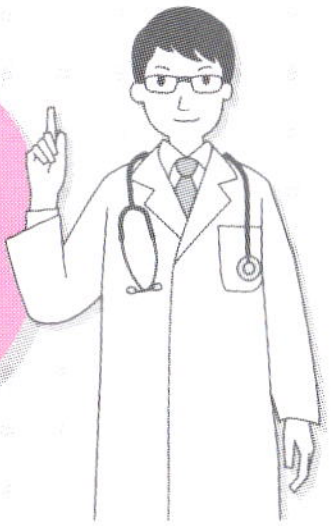

習慣 9

ぬるめのお風呂でリラックスして、こころも温める

快眠にはシャワーよりぬるめのお風呂

最近は浴槽につからずに、シャワーで済ませる人が増えているようです。でも、日本人は何といっても「お風呂」です。寝る前にからだを温めることは、よい眠りのために効果的です。

夜、38〜40度のぬるめのお風呂にゆっくりとつかると、心身の疲れがほぐれます。

なぜ、ぬるめのお風呂でリラックスできるのでしょうか？

熱いお風呂だと交感神経のはたらきが活発になり、血圧を上げ脈拍を速くするアドレナリンが分泌されますから、疲れを癒すというより、心身が「これから仕事を頑張ろう！」という戦闘態勢になってしまうのです。

寝付きがよくなる入浴法

- □38〜40度のちょっとぬるめのお風呂にゆっくり入る。
- □疲れているときは半身浴、足湯も効果的。
- □ラベンダー、カモミールなど、リラックス効果があるとされるハーブ系の入浴剤を試してみる。
- □入浴した後は、急にからだを冷やさないように注意する。
- □入浴後にパソコンやゲームに集中するのは控える。

いくらぬるめのお湯でも、**全身浴だと疲れてしまうという人は、半身浴でも大丈夫です。**38～40度くらいのお湯に20～30分ほど、ウエストあたりまでつかります。半身浴は、心臓や肺への負担が軽いのが利点です。

また、足湯も簡単でからだへの負担が少ない入浴法です。

入浴後はからだを急に冷やさない

全身浴にしても半身浴にしても、せっかくお風呂に入るのですから、入浴剤などを試してみるのもおすすめです。リラックス効果があるとされているラベンダーやカモミール、サンダルウッドなどのハーブ系入浴剤などで、心身を癒しましょう。

入浴後は、からだを急に冷やさないよう注意してください。また、覚醒効果のあるパソコンやゲームは控えましょう。

1時間ほどリラックスし、からだを室温に慣らしてからベッドに入ると、疲れもとれ、スムーズに眠りにつけます。

Doctor's Advice

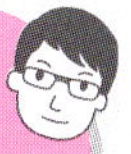

適度な温度のお風呂に入った後は、1時間ほどリラックスタイムをとると、より効果的です。

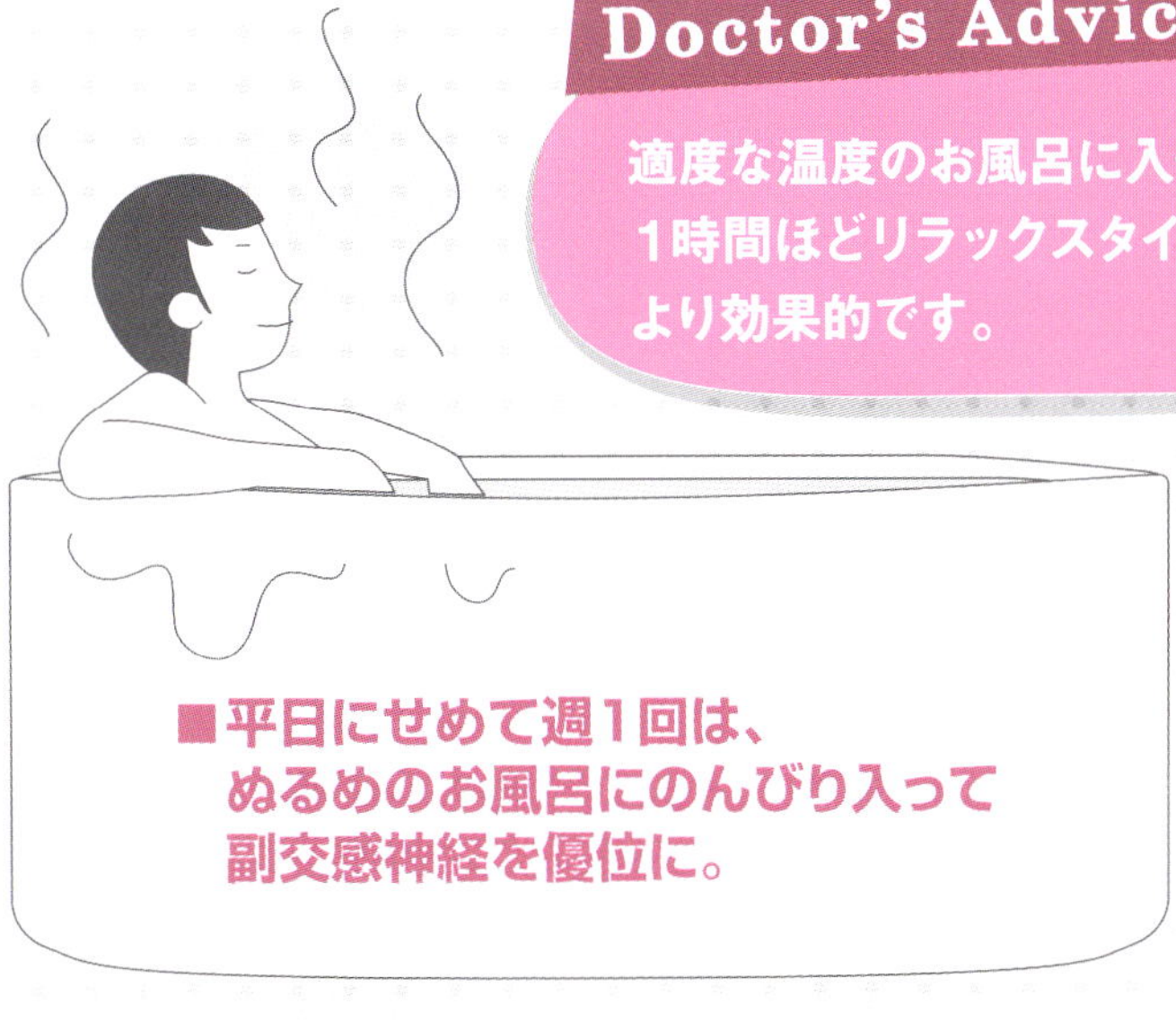

■平日にせめて週1回は、ぬるめのお風呂にのんびり入って副交感神経を優位に。

眠りのホルモン「メラトニン」は健康と若さの味方

眠りに深く関係するホルモンであるメラトニンは、脳のほぼ真ん中にある松果体という器官で生産・分泌され、睡眠周期をコントロールして「体内時計」を調整してくれます。ということは、メラトニンの減る時間、増える時間を適切にできれば、ちょうどよい生活リズムが自然に生まれ、ぐっすり眠ってスッキリ目覚めることができるわけです。

よい睡眠をとれれば1日の疲れは癒され、翌日の仕事や勉強の効率も上がります。目覚めたら朝日をたっぷり浴びて体内時計をリセットしましょう。充分な光を浴びた日中の活動が、夕方から夜にかけてのメラトニンの分泌を促し、自然で健康的な眠りへと導いてくれるからです。

メラトニンは老化の原因となる細胞の酸化を防ぐという研究結果もあります。よく眠り、疲れをとって若さを保つためにも、このホルモンを味方につけたいものです。

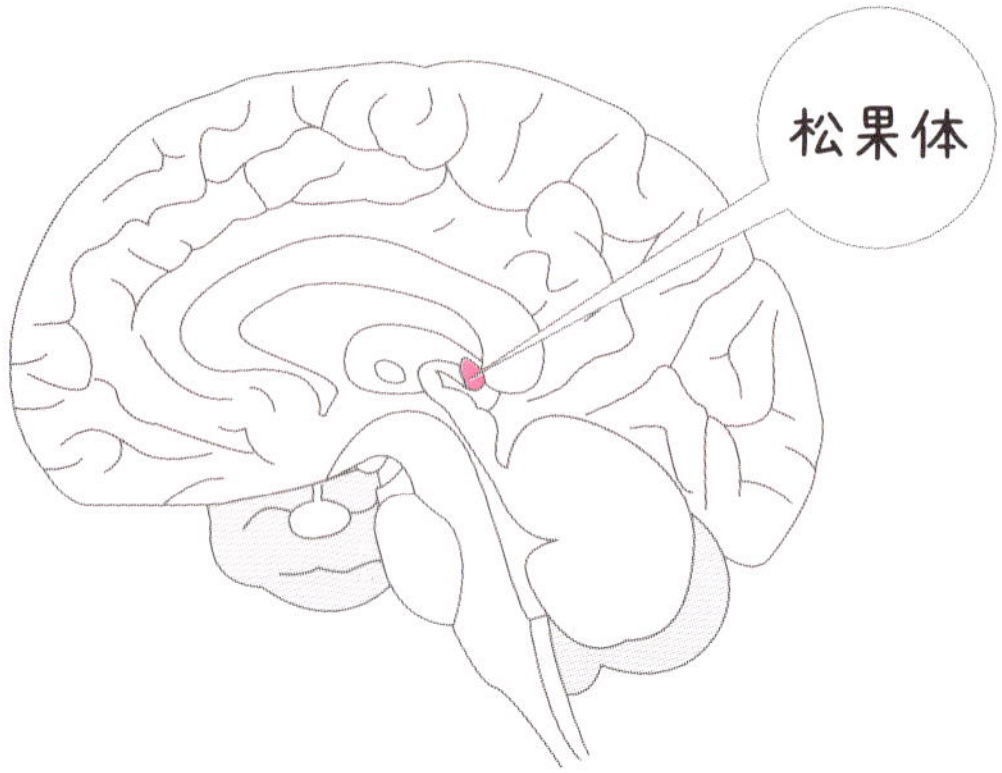

2章

こころのパワー不足を乗り切る 11の方法

考えごとに優先順位をつけて、こころの「メモリ不足」を乗り越える
脳をおだてて、やる気のスイッチを押す
グチる、深呼吸をする、からだを動かす――生活習慣でモヤモヤを和らげる
「ムカついた」ときにクールダウンするための自分への合図を決めておく
「きっちり」に疲れたら、「カッコにくくる」
焦ったらゆっくり、静かに、着実に行動する
緊張する場面では、自己暗示でこころをラクにする
体内リズムをコントロールして、ゆううつな朝を乗り切る
笑いと涙で感情をリセットする
視点を少しずらして悩みを「添削」する
こころにエネルギーをチャージして自信を取り戻す

習慣
10

考えごとに優先順位をつけて、こころの「メモリ不足」を乗り越える

やることが多すぎると、行動できない

やることが多すぎて自分の能力の許容量を越えると、動けなくなることがあります。パソコンで複数のソフトを起動していると動きが遅くなるように、**人間にもこころの「メモリ不足」があるのです。**

人間の前頭葉には短期記憶をつかさどるワーキングメモリというものがあります。これはパスワードや料理の手順など、ちょっとしたことを短時間だけ覚えておく機能です。

仕事の〆切や子供の受験、両親の世話、町内会の付き合い……人によって抱えている悩みはさまざまですが、**すべてを同時に考えると、ワーキングメモリがいっぱいになって行動できなくなります。**

また、ストレス、うつなどでもワーキングメモリの機能が低下することがわかっています。お年寄りでは、このワーキングメモリの機能低下が原因で、認知症と誤診されてしまうこともあるほどです。

考えごとを絞り込み、メモリ不足を解消

機能が低下してきたとき、パソコンならメモリを追加できますが、人間はそうはいきません。ソフトをいくつか終了させる、つまり考えごとを減らすしかないのです。

「でも、全部、考えなくちゃいけないことだから大変なんだよ！」と思うかもしれませんが、こんなときは、**考えごとに、優先順位をつけてみまし**

こころの「メモリ不足」の原因は……

原因1

考えるべきこと、やるべきことが多すぎて、何からどう進めればいいか決められない。

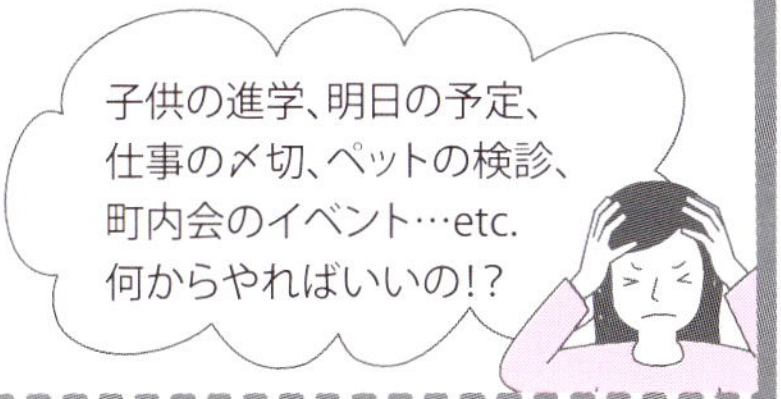
子供の進学、明日の予定、
仕事の〆切、ペットの検診、
町内会のイベント…etc.
何からやればいいの!?

原因2

気になっている仕事がいつまでも終わらず、無力感でいっぱい。

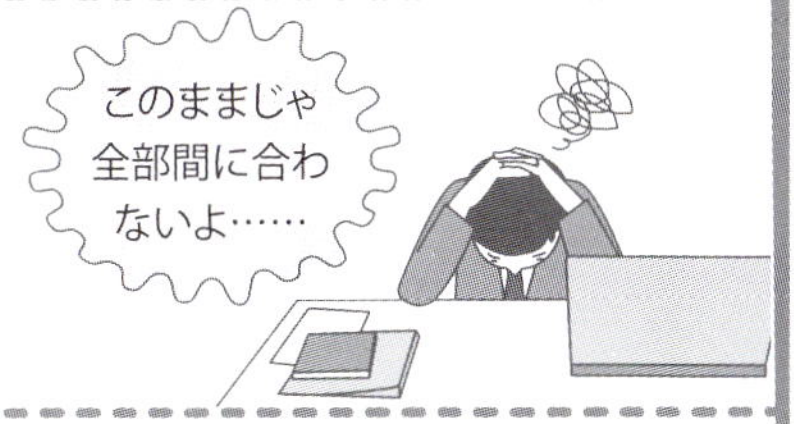
このままじゃ
全部間に合わ
ないよ……

原因3

睡眠不足でもうろうとしていて、考えがまとまらない。

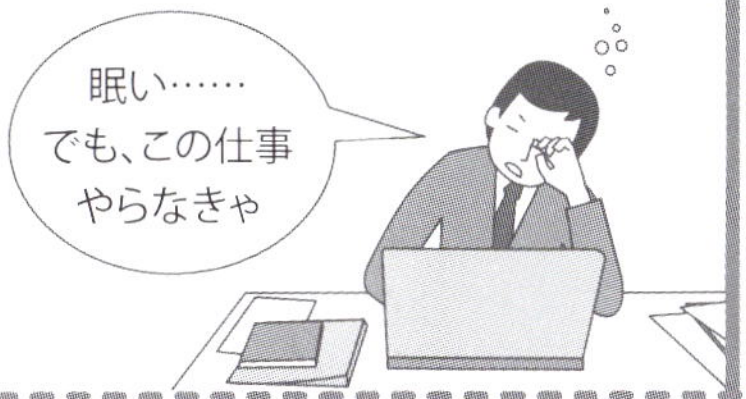
眠い……
でも、この仕事
やらなきゃ

原因4

何もかもを急いでやろうとして、焦ってしまう。

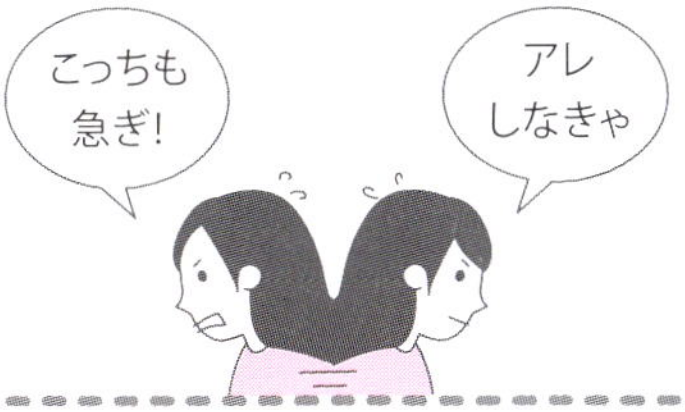
こっちも
急ぎ!
アレ
しなきゃ

「メモリ不足」は
リセット・プログラム(P39)
で解消!

ょう。

まず、気になることを紙に書き出してみてください。

気になることをランダムに書き出したら、それを5～10個くらいに絞り、重要度、緊急度を考えながら順位をつけます。そして、たとえば「今日は3位までしか考えない」と決めるのです。

思い切って近視眼的になってみるのも、悪くありません。わざと視野を狭くして、「目の前のできることを、とにかくちゃんとやる」と考えるのです。このとき書類作成など必ず達成感の得られる、形の残る仕事を選ぶことも大切です。

「今日できることをしっかりやった」という小さな充実感が、喜びの脳内物質ドーパミンを刺激します。

睡眠がこころのメモリを大きくする

人間はメモリの追加が難しいと書きましたが、実は、ワーキングメモリを大きくする方法がひとつあります。

それは睡眠をとることです。

ワーキングメモリを必要とする作業を行ったところ、ずっと起きていたときにくらべ、睡眠をとった後のほうが上達していたという研究結果があります。

前頭葉は睡眠不足に弱いので、ぐっすり眠ることはワーキングメモリにとって重要です。できれば、6～7時間ほどしっかりと睡眠を確保するのが理想的です。

感情を落ち着けて機能低下を防ぐ

どうにもならず動けない状況のときは、自分に余裕がないことがほとんどです。あわてふためく感情を落ち着かせるためにも、「実は今考えるべきなのはこれだけだ。落ち着こう」と、ほんの10秒で構いませんので、自分に言い聞かせるようにしましょう。

こうして自分の気持ちを整理することで、ワーキングメモリの機能低下を防ぎ、やるべきことに対してきちんと対処できるようになるのです。

メモリ不足になったときのリセット・プログラム

原因1をリセット!

考えごとに優先順位をつけてみる。

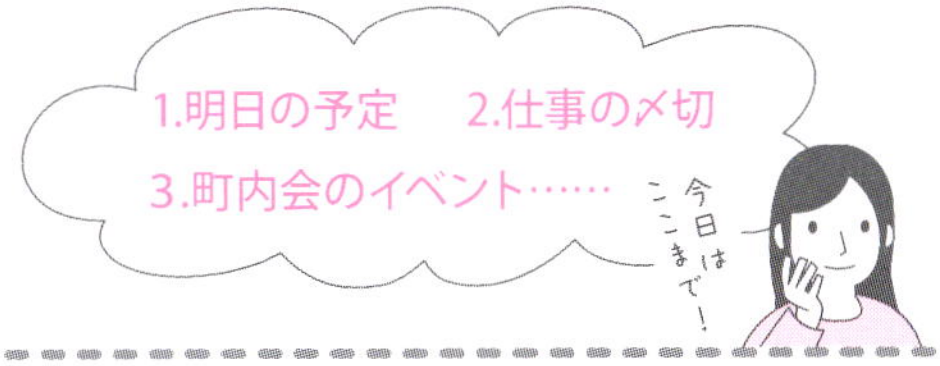
1.明日の予定　2.仕事の〆切
3.町内会のイベント……
今日はここまで!

原因2をリセット!

目の前の、今日できることに集中し、形に残る作業をやり終えて達成感を得る。

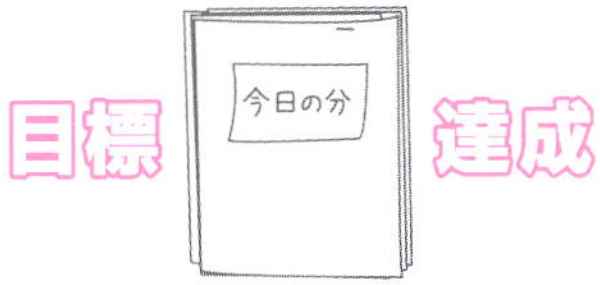
目標
今日の分
達成

原因3をリセット!

早く寝て、睡眠を6〜7時間とる。

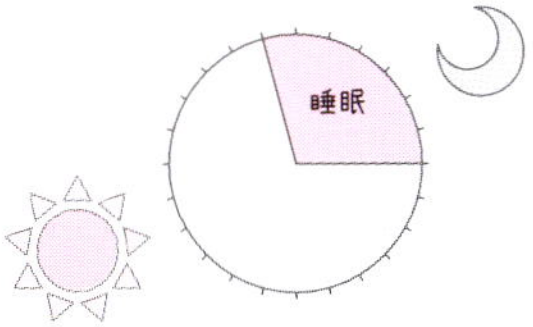
睡眠

原因4をリセット!

深呼吸をゆっくり3回。自分に「落ち着こう」と言い聞かせる時間を、10秒もつ。

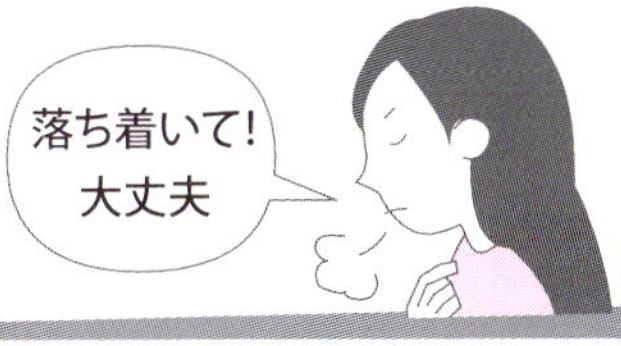
落ち着いて!
大丈夫

Doctor's Advice

起動中の「悩み」が多すぎると「メモリ不足」になります。同時にいくつものことを考えるのはやめて、まずは深呼吸。
そして、目の前のことだけを考えましょう。

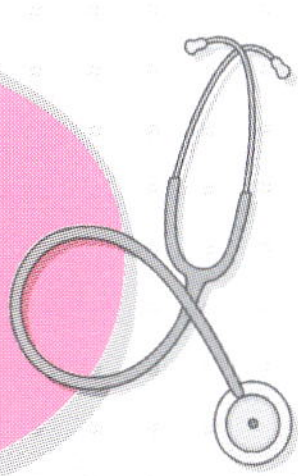

習慣
11

脳をおだてて、やる気のスイッチを押す

「やった感」がやる気の源泉

何だかやる気が出ないときって、ありますよね？

やる気には、ドーパミン系の脳内物質が関係しています。たとえば、気乗りしなかった掃除や勉強なのに、やっているうちに夢中になってハマってしまうのは、脳の側坐核《そくざかく》の特徴のせいです。**作業のはじめはなかなかドーパミンがはたらきませんが、続けるうちに急激に活発になってきます。**

ドーパミンをはたらかせるには、今日やるべきことのＴｏ-Ｄｏリストをつくるのが効果的です。

脳には、欲求が満たされたときに活性化する、報酬系という神経系があります。やることを済ませた達成感が、この報酬系を刺激し、「また頑張ろ

やる気のスイッチを入れるコツ

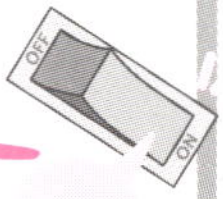

意欲のスイッチ
To-Doリストをつくり、実行できたら消していく。

不安のスイッチ
ちょっとだけでも手をつけておく。

緊張のスイッチ
他人に公言して、自分にプレッシャーをかける。

体温のスイッチ
体温が上がっている日中が勝負。

う」という気持ちにさせてくれます。

不安と緊張をうまく利用する方法

自分を「不安」にするのも、やる気を出すひとつの方法です。

やるべきことに、少しだけ手をつけてみましょう。するときちんと済ませないと落ち着かなくなります。これは、「不安」「脅迫」に関係するセロトニンを活かした対処法です。

また、**〆切を設定する、それを他人に宣言するなど、「緊張」をつくりましょう**。これは自分にプレッシャーをかける作戦で、「ピア・プレッシャー」とも言います。

からだの状態も重要です。脳のはたらきは1日の体温リズムとも関係が深いことがわかっています。人間の体温は就寝中は低く、起床する少し前から上昇してきます。**体温が上昇してきた時間帯に作業をするのがベター**です。体温が上がり切っていない起床直後や寝る前は、やる気が必要なことをする時間帯ではありません。

Doctor's Advice

「達成感」でドーパミンが活発になり、喜びと頑張る力を与えてくれます。
いい「達成感」を記憶して、次のゴールに向かいましょう。

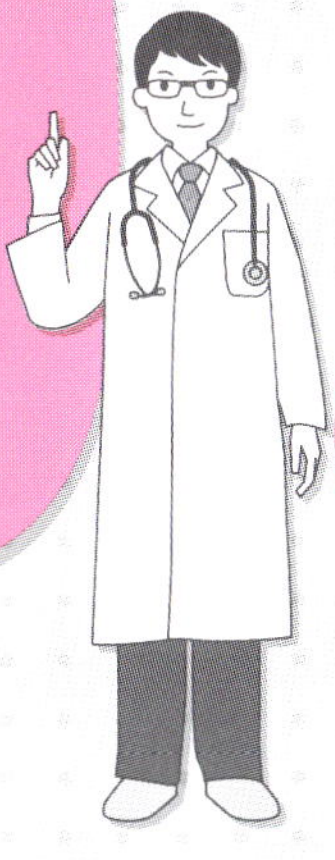

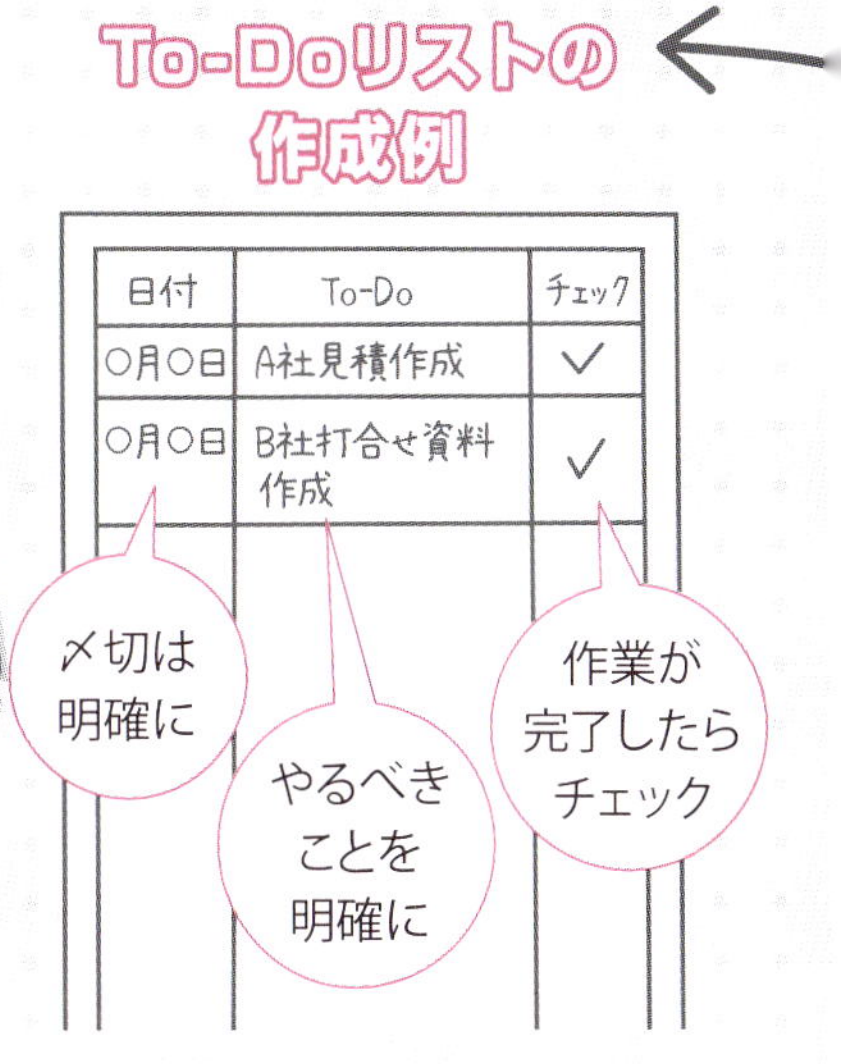
To-Doリストの作成例
日付
To-Do
チェック
○月○日
A社見積作成
✓
○月○日
B社打合せ資料作成
✓
〆切は明確に
やるべきことを明確に
作業が完了したらチェック

習慣
12

グチる、深呼吸をする、からだを動かす——生活習慣でモヤモヤを和らげる

不安は思いどおりにならない感情

特に心配ごともないのに、胸がモヤモヤ、わさわさすることはありませんか？　わたしならばこれは不安症状と解釈します。

不安があると自律神経が過剰に活発になり、からだに症状が現れます。人前でのスピーチなど緊張する場面での発汗、胸の動悸、手や声が震える、下痢をもよおすなどの症状がポピュラーでしょう。

自律神経にはアクセル役の交感神経とブレーキ役の副交感神経がありますが、アクセルばかり強まり、ブレーキが効かなくなってくるのが不安のメカニズムです。自律神経は胃腸や心臓、皮膚などからだ全体にいきわたっており、自分の意志でコントロールできません。不安も自分ではどうしようもできないものなのです。

副交感神経を活性化してリラックス

モヤモヤしたときはどうすればいいのでしょうか。深呼吸や目を閉じてまぶたを押すことは、副交感神経を活発にします。リラクセーションと呼ばれるものには抗不安効果があるのです。

悩みをひとりで抱え込まずに他人にグチるのもいい方法ですし、好きな音楽を、好みの飲み物と合わせて楽しむのもおすすめです。

からだを動かすのも効果的です。大脳の運動野など運動に関係する部位が活発になり、不安の出どころの辺縁系の活動が相対的に低下するという仮説も成り立ちます。「何も考えない」のが難しければ、無心になれる単純作業をしましょう。

不安を鎮めたいときのメニュー

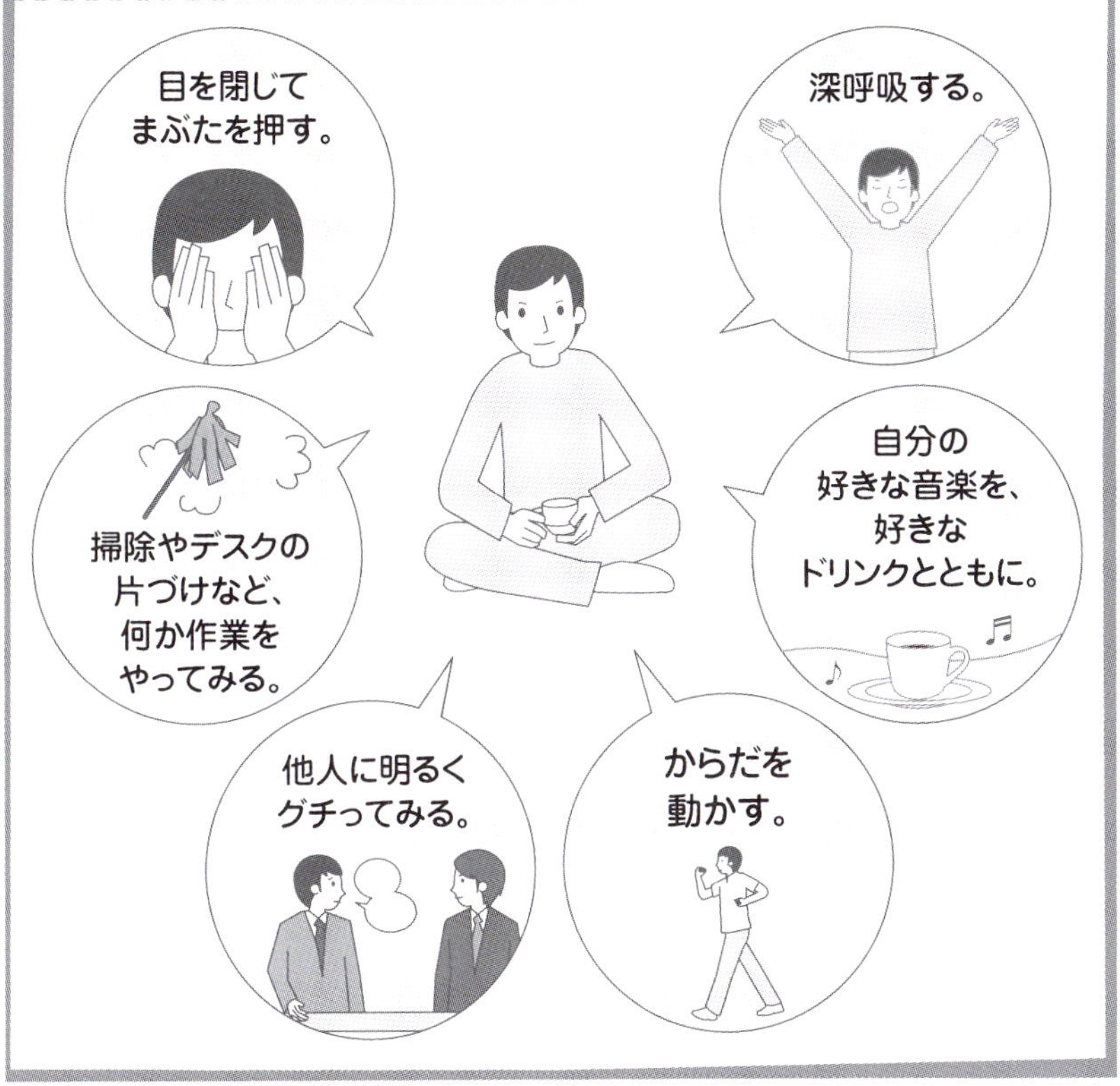
目を閉じて
まぶたを押す。
深呼吸する。
掃除やデスクの
片づけなど、
何か作業を
やってみる。
自分の
好きな音楽を、
好きな
ドリンクとともに。
他人に明るく
グチってみる。
からだを
動かす。

Doctor's Advice

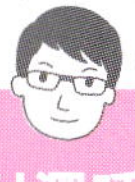

不安を鎮めたいときには、ゆっくり深呼吸をして、
副交感神経のはたらきを強めましょう。
意識を不安からそらすため、単純な作業を始めて
みるのもいい方法です。

習慣
13

「ムカついた」ときにクールダウンするための自分への合図を決めておく

怒りはコントロールできる「症状」

「ムカつく」「気に食わない」という怒りの感情、行動は脳の扁桃体《へんとうたい》という部分から起こります。ということは、**扁桃体をコントロールできれば、怒りもコントロールできる**ということです。

だれでも電車で騒ぐ酔っぱらいにムカつくことはあるでしょう。しかし、いきなり「この野郎、静かにしろ！」と殴りかかったりするのは、自分を抑える力に問題がある証拠です。

自分を抑える力は、意欲、判断、倫理など、動物にはない人間的なはたらきをする脳の前頭葉の機能です。**前頭葉のはたらきが鈍ると、キレやすくなります**。

怒りを抑える力には個人差がありますが、学習や経験で抑えることは可能です。

ムカつく気持ちを客観視する

脳科学からみると、怒りを抑える力には大きな個人差があります。脳の機能や化学物質、遺伝子が、人によって異なるからです。

しかし、**怒りを抑える方法を身につけることはできます**。ここでは怒りをコントロールするためにできること、やってはいけないことをご紹介しましょう。

「ムカつく」気持ちは、自分が正しく他人は間違っていると、こころのどこかで思っている証です。クールダウンして、自分が正しいとはかぎらない、と客観化しましょう。

他人の怒りの感情と向き合わなくてはならない

ムカついたときのクールダウン・レッスン

- [ ] トイレに行く、呼吸を深くする、お茶を飲むなどブレイクをとる。
- [ ] 「何をなし遂げたいか」を思い出し、自分の達成目標を再確認する。
- [ ] 相手に対する期待値を下げるなど、適度に「マイナス思考」を組み込む。
- [ ] 怒りは、一時的な症状。相手の怒りにつられないよう自分に言い聞かせる。
- [ ] 正面衝突は絶対に避ける。
- [ ] 相手の言い分も必ず聞く。

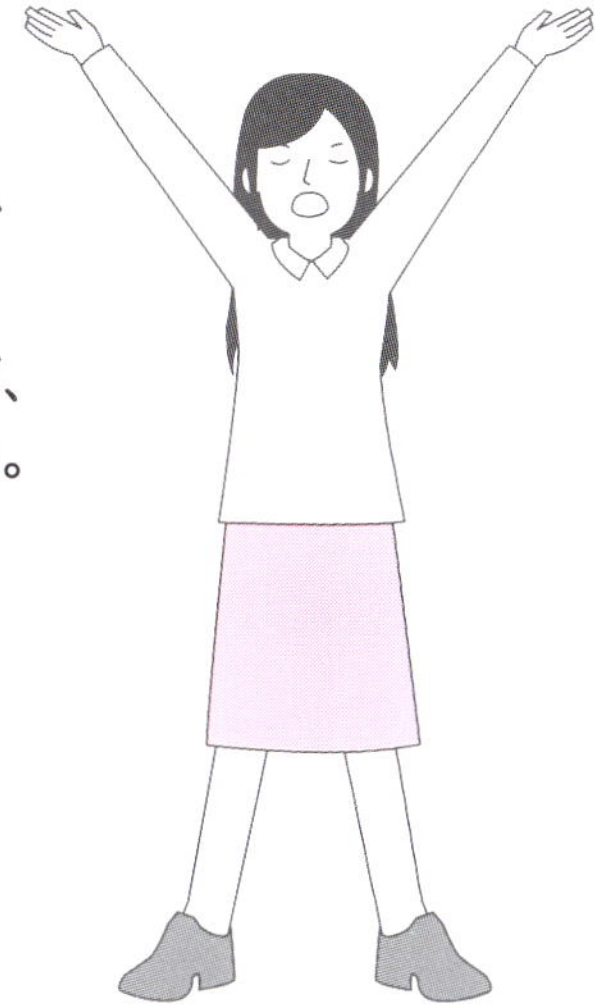

Doctor's Advice

疲れると「扁桃体」の活動が活発になってイライラが強まり、同時に、怒りを抑える「前頭葉」の活動が低下します。

疲れて怒りっぽくなるのは脳のメカニズムのせいなのです。

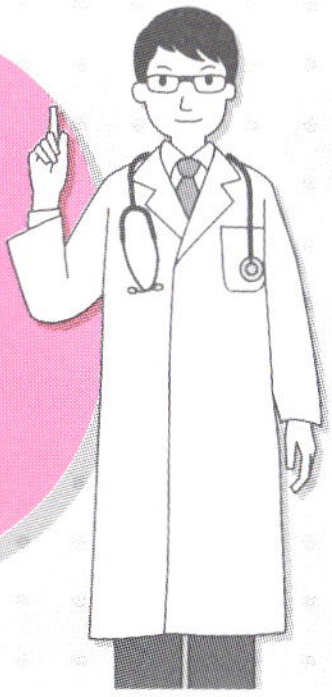

場面でも、「怒りはこの人そのものではない。今のこの人の症状にすぎないのだ」と相手の状況を客観視することが大切です。

相手の怒りに呼応して自分も感情的になるのは愚の骨頂。お互いの怒りが、ますます勢いを増してしまいます。

怒りを伝える技術を身につける

客観化以外にも、心掛けるべきことがあります。ひとつは**自分の達成目標を再確認すること**です。怒りの感情に支配されていると、本来やるべきこと、やりたいと考えていたことも手につかなくなる、目標達成のためにすべき判断が冷静にできなくなるなど、悪い影響が出てしまいます。もし自制心があやしくなったら、自分は今何をすべきなのか、達成したいことは何かを、自分自身に問いかけることです。

もうひとつは**怒りを相手に伝える技術を身につけること**。

ただし、感情に任せて言いたいことを言えばいいというわけではありません。怒りを小出しにし、率直かつ柔らかく伝えましょう。

正面衝突を避け、クールダウン

逆に避けるべきことも3つほどあります。

1つは**できるだけ正面衝突しないこと**。エネルギー満タンで相手と激突すると感情が暴発し、取り返しがつかなくなります。

2つ目は、**相手に対する要求水準を高くしないこと**。相手に求めすぎないことです。

3つ目は、**一方的に非難しないこと**です。相手の言い分を積極的に聞くことは、コミュニケーションに欠かせません。

くり返しになりますが、怒りをコントロールする方法は、学習すれば身につきます。

たとえ今日、他人に対して腹を立ててしまって自己嫌悪に陥ったとしても、その経験から感情を客観視する方法、相手に伝える技術などを学べばいいのです。

クールダウンしても、
イライラ、ムカつきがおさまらない!

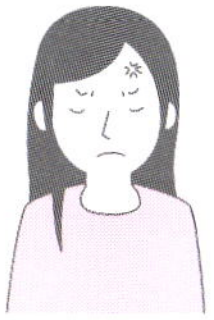

そんなときは

相手に気持ちや状況を上手に伝えてみよう。

ex.) 人の悪口ばかり言っている先輩には…

先輩「Bさんて、いつも見栄っ張りでさぁ…」

NGパターン

あなた「そんな話、聞きたくありません!」

OKパターン

あなた「すみません、わたし、うわさ話って苦手なんです。自分も言われているかもって、不安になっちゃって…」

※「聞きたくない!」ときつく言ってしまうと、相手との関係にヒビが入ってしまうかもしれません。柔らかい言葉で、かつ、悪口はよくないと思っていることを伝えましょう。

ex.) いつも待ち合わせに遅刻する友人には…

友人「ごめん、寝坊しちゃった〜」

NGパターン

あなた「どうして、Kちゃんは、いつもいい加減なのよ!」

OKパターン

あなた「待ち合わせ時間が早すぎた? もしそうなら、これからは約束するときに遠慮しないで言ってね。わたしも外で待つより、そのほうがラクだし」

※感情のまま怒ると、たとえ相手が悪くても、お互いヒートアップしてケンカになってしまいます。
いつも待たされることにうんざりしている、ということをさりげなく伝えましょう。

習慣
14

「きっちり」に疲れたら、「カッコにくくる」

気になることは「カッコにくくる」

「カッコにくくる」、ドイツの現象学者フッサールの言葉です。物事の本質を理解しようとするのは重要だが、すんなり把握はできない。あれこれ悩んで答えを出すより、「あるがまま」をとらえればいい――わたしの解釈ではこんな意味です。

しかし、**あるがままをとらえる、これが結構難しい。**

だれでも、気になることはあるものです。仕事や家庭のことなどを、ついあれこれ考えてしまう。床のちょっとしたホコリや仕事の手順など、他人にとってはささいなことも気になってしまう。

こうしたあまりに几帳面で「真面目すぎる」性格を、強迫的と呼びます。ほどほどなら「きちん

「きっちり」グセをゆるめるリセット・アドバイス

- 3分間だけ、自分が集中していることと別のことを考えてみる。
- 仕事のことばかり考えている人は、休みや旅行のことを3分間考える。
- 80％で充分という考え方をもつ。
- 重要な20％を押さえることが、80％主義への近道。

としている」と評価されますが、度が過ぎると、自分のきっちりさに疲れてきます。

他人から「完璧主義だ」と言われる人は、「ささいなことを考えすぎる」傾向にあります。

「きっちり」をゆるめるヒント

悩みごとはいったん忘れ、3分だけ別のことを考えてみましょう。あえて旅行や食事など楽しいことの計画を立てるのも効果的です。

そして「いろいろあるけど、あるがままでいいや」というスタンスをもつ、つまり悩みを「カッコにくくる」ため、考えも行動も、やりすぎないよう8割に抑えます。

有名な「パレートの法則」は、全体の2割のなかに重要なものの8割がある、という経済理論です。最新家電の機能も2割覚えれば8割がた使いこなせます。

「80％はカッコにくくり、気にしなくていい」、という気楽さもときには必要です。

Doctor's Advice

どうしても気になってしまうことほど、まずは80％主義で通してみましょう。

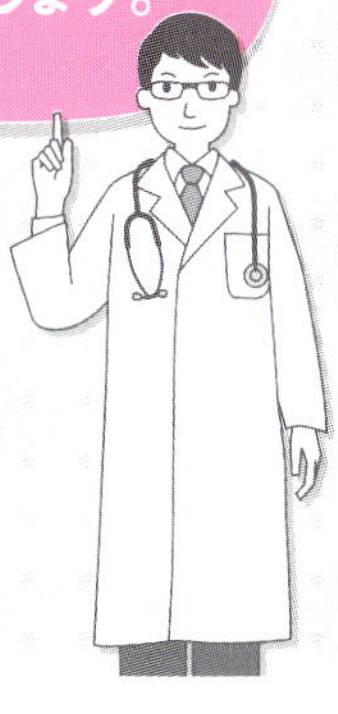

パレートの法則

全体の2割の中に重要なものの8割があるとする経済理論。

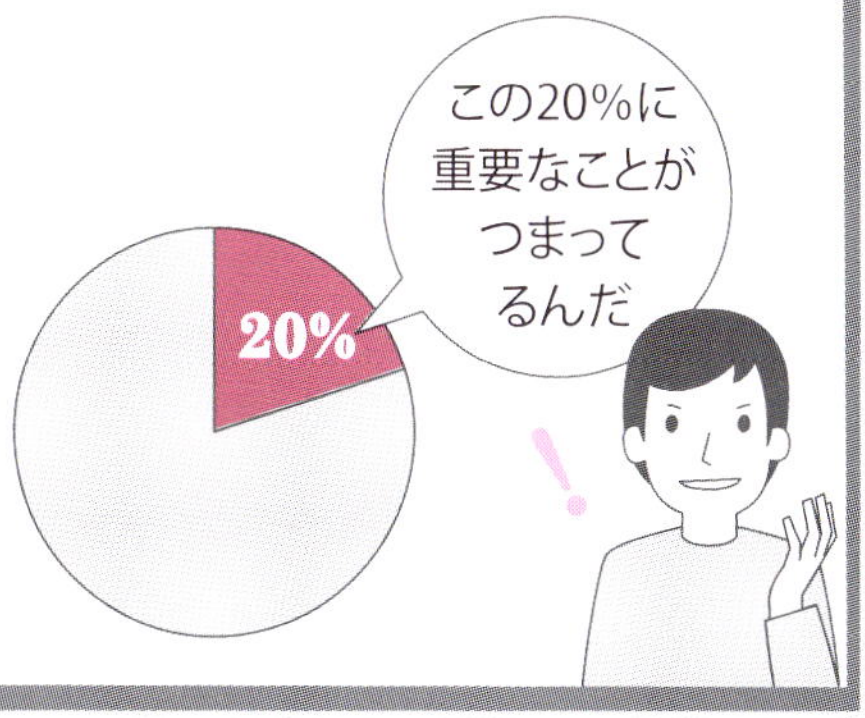
この20％に重要なことがつまってるんだ
20%

習慣

15

焦ったらゆっくり、静かに、着実に行動する

急いでいるときほど「ゆっくり」を意識

忙しい毎日、焦ることばかりです。やることが多いときには、40ページで紹介したTo-Doリストも効果的ですが、多すぎるリストは考えもの。5つ以上になってしまったら、本当にやるべきことか考える必要があります。やらないことや急ぎでないことを書き出す「Not To-Do」リストづくりで、焦りをクールダウンしましょう。

焦っているときにかぎって想定外のことが起きますが、**そんなときこそ、動作をゆっくりにし、ノイズを断ちましょう。はっきりした口調は保ちつつ、話す速さは遅くして、動きもゆったりと。**

こころのブレーキが焦りを鎮める

焦ると交感神経が活発になり、恐怖や注意の神経伝達物質であるノルアドレナリンが活躍します。脈や呼吸が速まり、注意力散漫になり、ミスをしやすくなります。だからこそ、急ぐときは「遅くする」ことを意識するのです。

まずは深呼吸。ブレーキ役の副交感神経を活動させ、「ゆっくり、静かに、着実に」手足、からだ、口を動かすよう心掛けましょう。

人の行動は相手にも影響を与えます。人間の脳にはミラーニューロンという神経細胞があり、そこに他人の表情や行動を映します。焦るあなたを他人が見ると、焦りの相互連鎖が起こるのです。

心持ちを変えるのは簡単なことではありませんが、動きを変えることはすぐにできる現実的なポイントです。

「こころを落ち着ける」リセット・メニュー

□ やりたくないこと、
急ぎでないことの
リストをつくってみる。

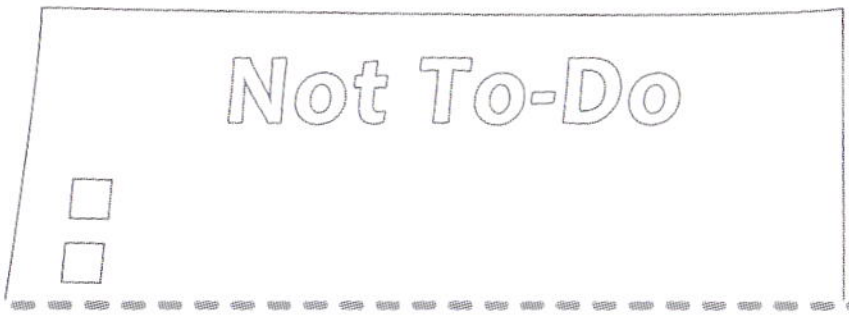
Not To-Do

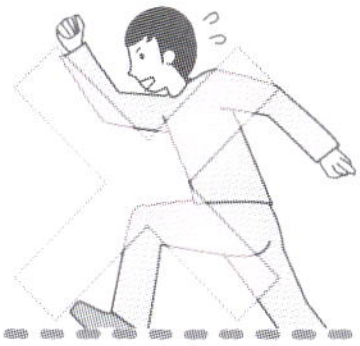

□ 焦っているときほど、
動作をワンテンポ
ゆっくりに。

□ ゆっくり話し、語尾を
しっかりマイルドに
発音してみる。

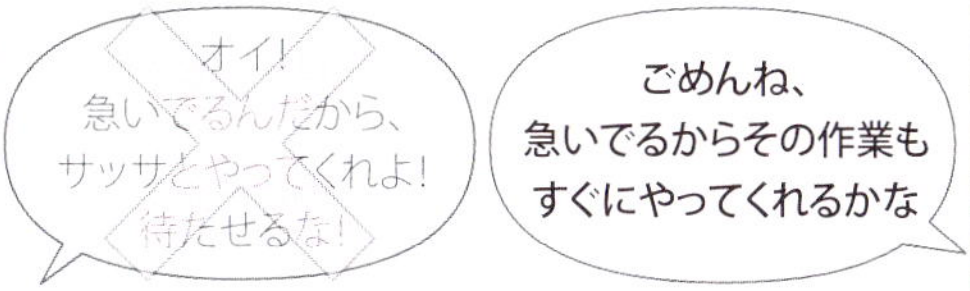
オイ！
急いでるんだから、
サッサとやってくれよ！
待たせるな！
ごめんね、
急いでるからその作業も
すぐにやってくれるかな

□ 「大丈夫」と自分に
くり返し唱えてみる。

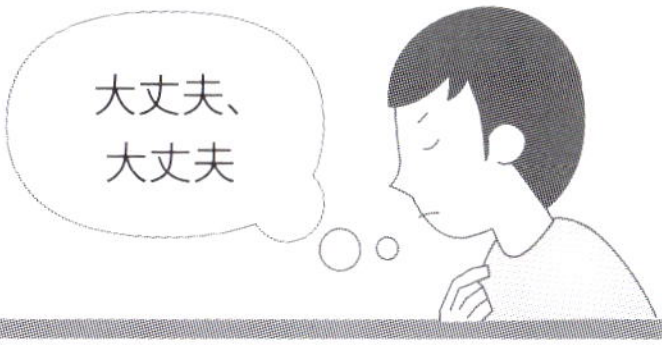
大丈夫、
大丈夫

Doctor's Advice

**焦っている様子や行動は、
相手に伝わります。
焦ったら、まずは意識して
ゆっくり行動しましょう。**

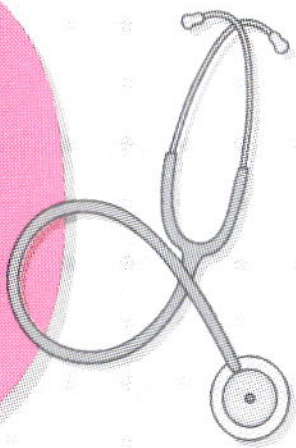

習慣
16

緊張する場面では、自己暗示でこころをラクにする

緊張にもいろいろなパターンがある

人が緊張する場面は、大きく分けて3つあります。

1つ目はプレゼンや結婚式のスピーチなど、**不特定多数を前に発表するとき**。

2つ目は、**自分にとって重要な相手と話すとき**。好きな人への告白や大切な得意先との交渉などがこれにあたります。

3つ目は、医師や警察官の当直・宿直のような、**相当な緊張感をともなう待機業務**です。だれかと話すわけではありませんが、いつコールがあるかもわからないという緊張感を強いられます。

緊張を逆手にとれば、危機を乗り切れる

人が緊張するのは、自分に精神的ダメージが加わりそうなときです。そうした状況に陥ると脳の扁桃体が危険を感知し「Ｆｉｇｈｔ ｏｒ Ｆｌｉｇｈｔ（戦うか逃げるか）」反応が生じます。するとノルアドレナリンが活発になり、交感神経が活性化します。緊張すると心臓がバクバクしたり、てのひらにじっとりとイヤな汗をかいてしまうのはこのためです。

こんなピンチを乗り切る方法があります。それは、**緊張のメカニズムのなかの「逃げる」反応を利用すること**です。

他人の反応を気にしすぎない

緊張への対処法の1つ目は、**周到な準備を行うこと**。

プレゼンに必要な資料をギリギリのタイミング

緊張を引き起こす3つの場面

場面1
多数の人を前にした発表。

ex.) 会社でのプレゼン、結婚式でのスピーチなど。

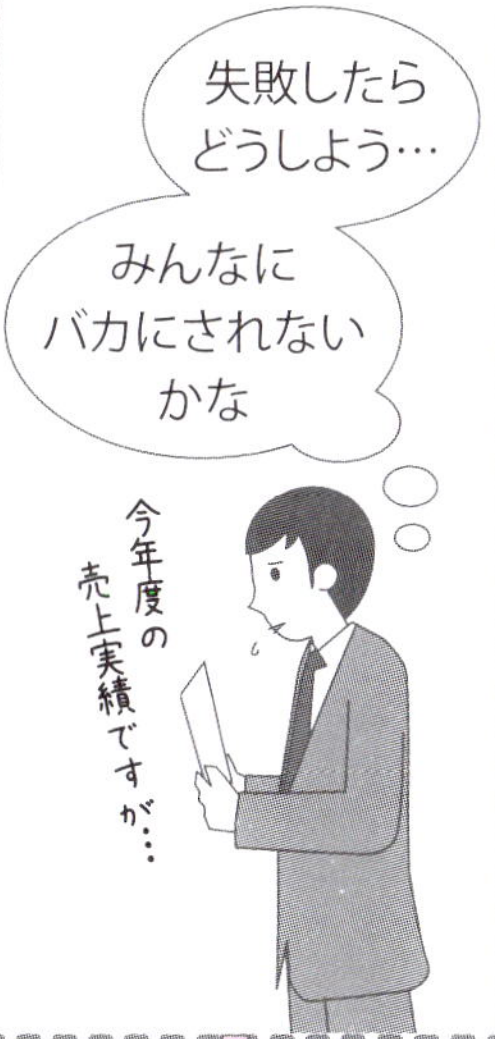
失敗したらどうしよう…
みんなにバカにされないかな
今年度の売上実績ですが…

場面2
自分にとって重要な相手と話すとき。

ex.) 大切な得意先との交渉、好きな相手への告白など。

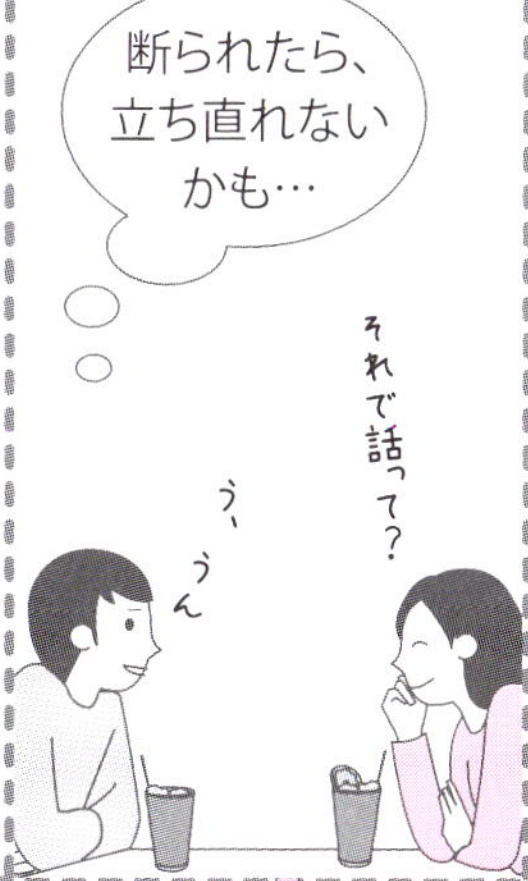
断られたら、立ち直れないかも…
う、うん
それで話って?

場面3
待機業務についているとき。

ex.) 医師や警察官、消防士など、緊急出動要請が入る可能性がある職業の当直など。

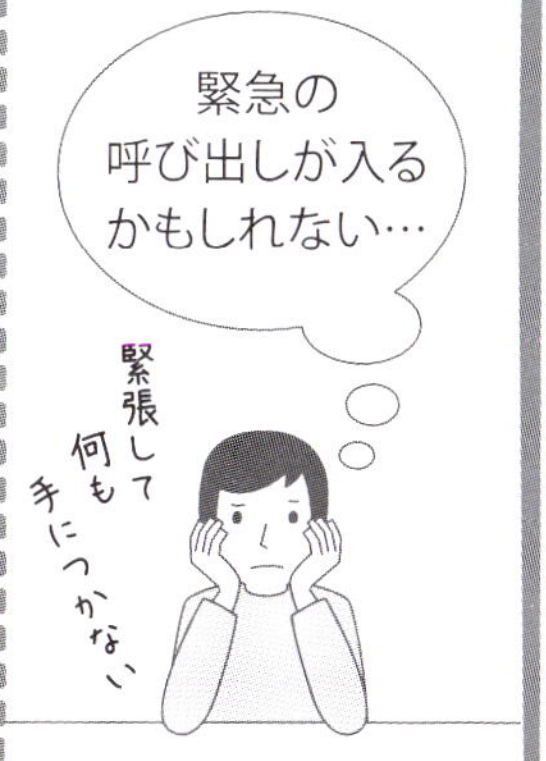
緊急の呼び出しが入るかもしれない…
緊張して何も手につかない

↓

「戦うか逃げるか」反応でノルアドレナリンが活性化

↓

交感神経が活性化し、緊張状態に

でつくり、バタバタと発表当日になだれ込むのでは準備不足です。余裕をもって資料をつくり、実際のプレゼンの練習を何回も行っておきます。準備によって自信がつけば、緊張は和らぎます。

なかには「しっかり準備をしても、まだ不安だ」という人もいるでしょう。けれど、自分が想像するほど他人はあなたに関心を持っていません。**他人の関心から少し逃げる**、つまりあまり気にしないことも大切です。

ノルアドレナリンの効果を信じる

2つ目の場面、重要な相手と話すときの緊張は、1つ目とは異なります。

好きな相手に告白しようとこころに決めて準備していても、いざ相手が待ち合わせ場所に現れたとたん、頭のなかが真っ白に……、というのが普通の反応です。ビジネスでの交渉でも、予想のつかない質問や対応をされて、うろたえてしまうこともあるでしょう。

こうした緊張は、自分が傷つきたくないという自己防衛の反応です。しかしノルアドレナリンが活発なときは、普段出せない力が出せるときでもあります。「落ち着こう」「大丈夫」と自分に言いきかせ、自己暗示をかけることが意外に有効です。**自分を信じ、自信を持って臨みましょう。**

待機時間を有効活用しなくてOK

3つ目の待機中の緊張は、ほかとはタイプが異なります。1つ目、2つ目の緊張は、数分から1、2時間程度の比較的短時間で終わりますが、この緊張は待機している間中、ずっと続きます。

長時間、緊張状態にさらされることになるのですから、待機時間中に資格試験の勉強などをしようとしても集中できず、中途半端に終わってしまいます。時間を有効活用しようと欲張らず、**音楽を聴いたりネットを見るなど、時間つぶし的に過ごすのがいい**ようです。

ダラダラ続く緊張は、実はかなり疲れるものです。疲れを癒すために、待機後はしっかり休むよう心掛けましょう。

緊張を乗り越えるちょっとしたコツ

場面1への対処法

- 準備はできるだけ時間をかけて入念に。
- 「多少失敗してもいいや」という開き直りも大切。

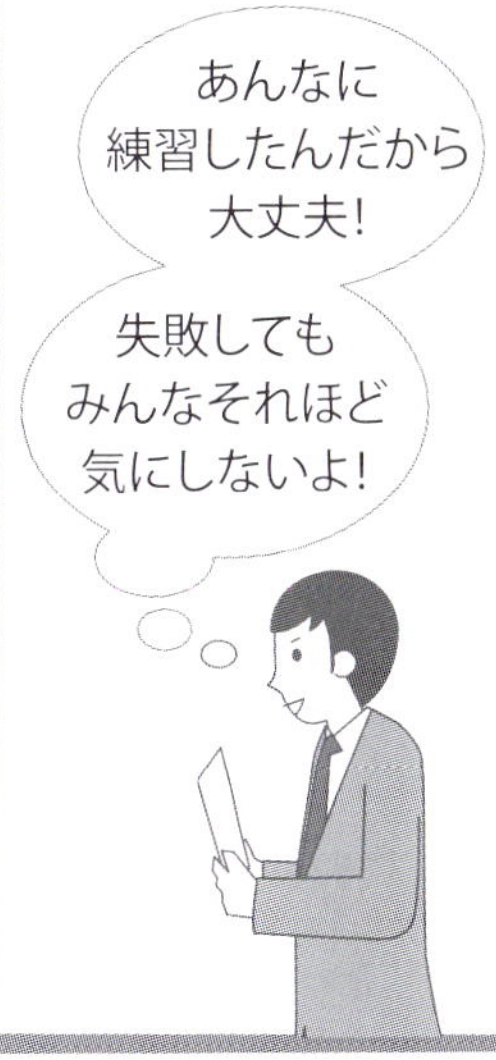
あんなに練習したんだから大丈夫!
失敗してもみんなそれほど気にしないよ!

場面2への対処法

- 「落ち着こう」とくり返し唱える。
- 自分を信じて、自信を持って臨む。

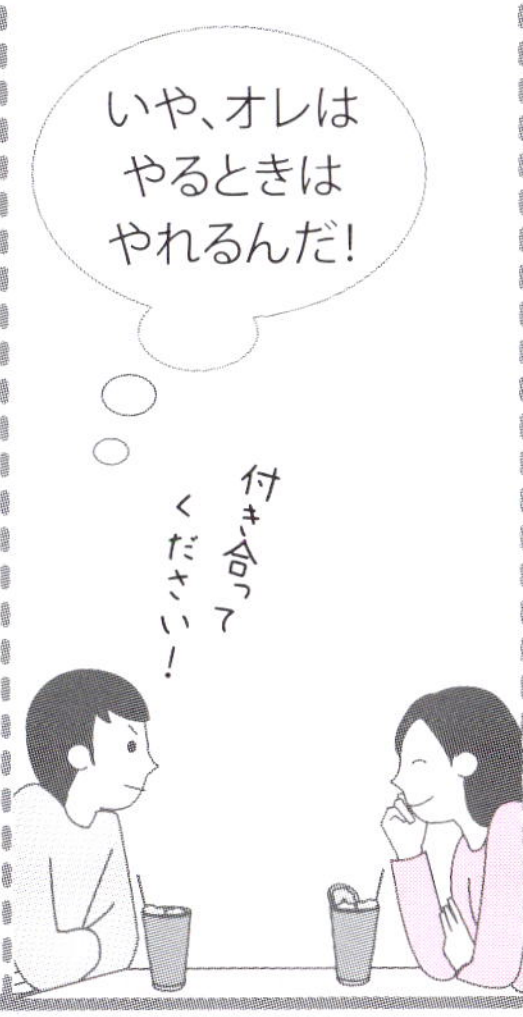
いや、オレはやるときはやれるんだ!
付き合ってください!

場面3への対処法

- 待機時間を有効に使おうと欲張らない。

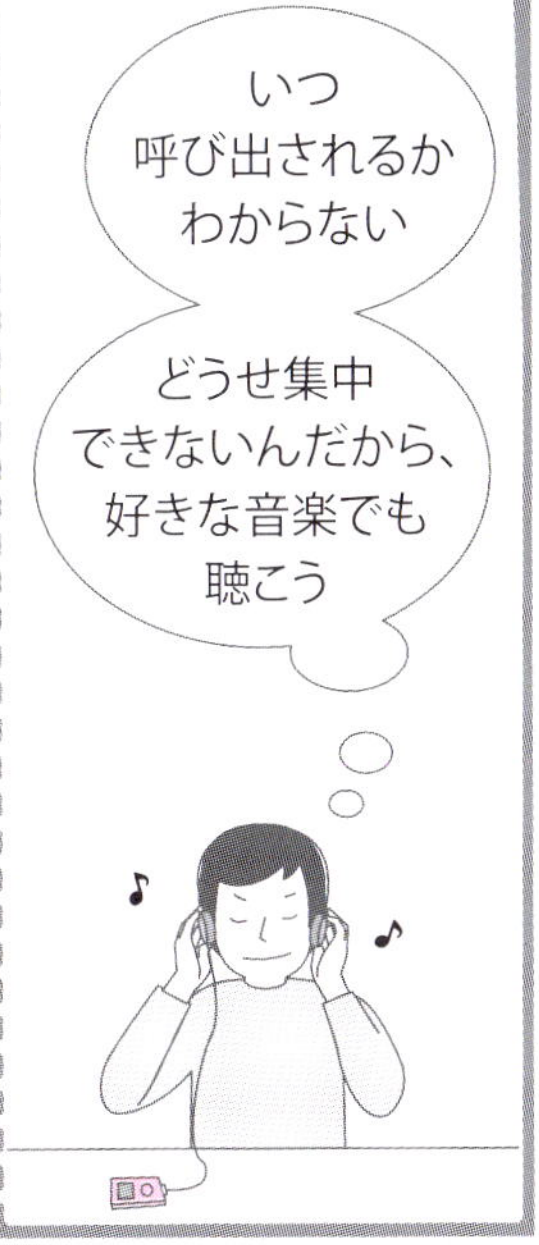
いつ呼び出されるかわからない
どうせ集中できないんだから、好きな音楽でも聴こう

Doctor's Advice

少しだけ「逃げる」反応を入れると、気持ちがラクになります。真正面から取り組むばかりでなく、ちょっと自分を甘やかすことで余裕が生まれます。

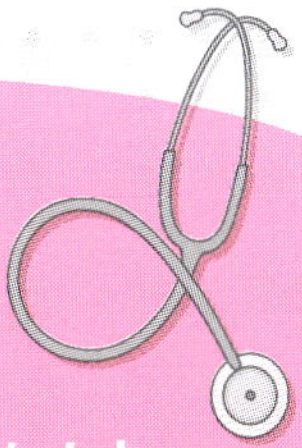

習慣
17

体内リズムをコントロールして、ゆううつな朝を乗り切る

メンタル面の悩みが増えている現代人

会社や学校に行きたくない、行けない、という人が増えています。パワハラやセクハラなど深刻な問題が原因の場合は、ひとりで抱え込まずカウンセラーなどに相談しましょう。他人と共有することで、自分の考えや方針を確認できます。

そんなに深刻な問題がなくても「何となく」行きたくない日もあります。**朝ベッドから出るのが億劫。起きても動きたくない。午後からの仕事なのに、朝からゆううつ……**。

人間には朝から元気な朝型と、夕方にかけて活動が増す夜型があります。この違いは、遺伝子や成育環境などの要因が関係していると考えられています。

午前が苦手でも、午後がある

行くまではしんどくても、職場や学校に着いてしまえば徐々にペースが出てくるのは体温と活動度が一致する傾向があるからです。起きぬけは、夜に下がりきった体温リズムが上昇中のため、**起床直後は、実は「やる気モード」ではない**のです。朝から元気な人もいますが、自分と比較しないこと。朝活に励むビジネスパーソンなどは、エネルギッシュであると同時にストイックでもあります。朝の辛さを感じているのは同じなのです。

早起きを続けると体内リズムが慣れて、朝型になれる可能性もあります。ただ個人差があるので、朝型が合わないと思ったら、自分の調子のいい時間帯に大切なことをする工夫をしてみましょう。

朝のモチベーションを上げる習慣

□ 朝、決まった時刻にとにかくからだを起こして動き出すクセをつける。

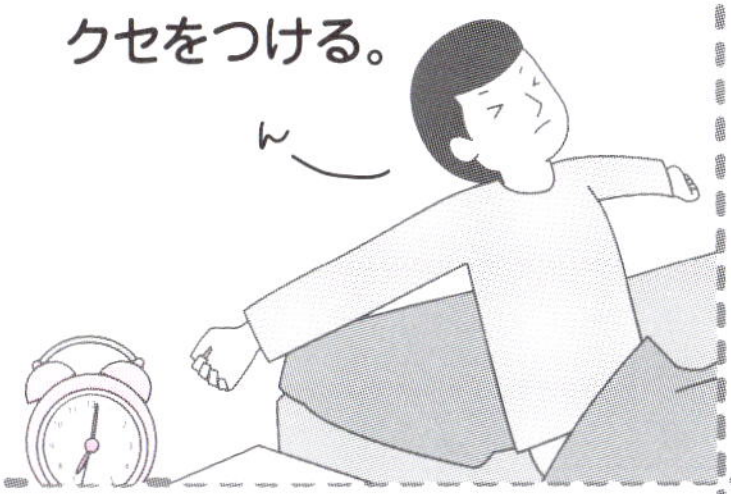
ん

□ 人間は「日内変動」があるので、「時間が経てば調子が出る」と考える。

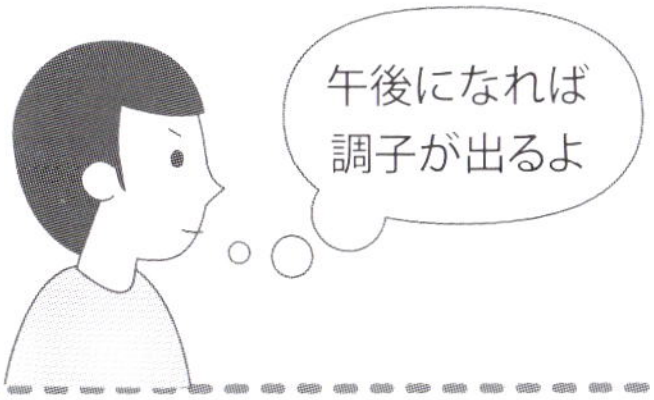
午後になれば
調子が出るよ

□ 人間の体内リズムには個人差があるので、朝元気な人との比較はやめる。

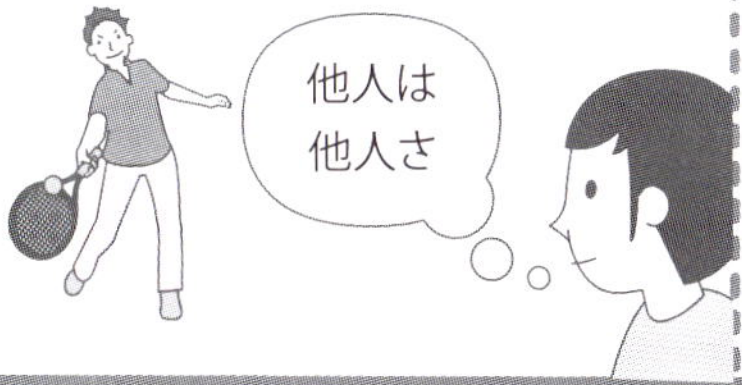
他人は
他人さ

□ 自分の調子の上がる時間を大切にする。

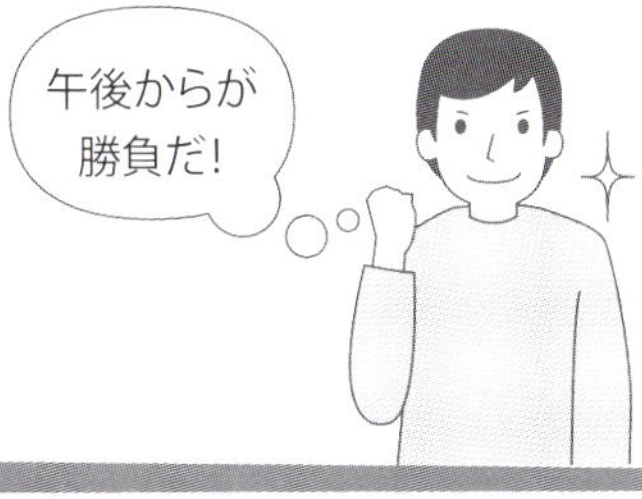
午後からが
勝負だ!

Doctor's Advice

朝起きてすぐにやる気モードにならないのは、
自然なことなのです。
朝がどうしても苦手な人は、まだ準備段階
だと考えて自分を許してあげると、
気持ちがラクになります。

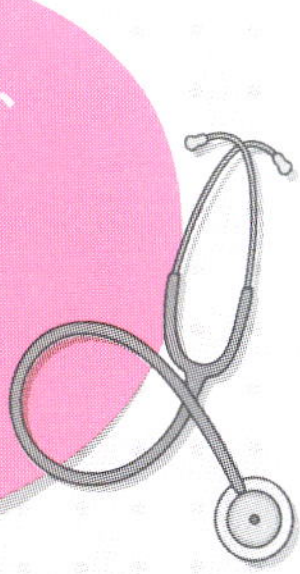

習慣
18
笑いと涙で感情をリセットする

笑いは万病の薬

感情コントロールのコツは、喜怒哀楽を抑え込みすぎず適度に感情を外に出すことです。特に、「喜び」や「楽しさ」は、他人にわかるように表現し、共有できれば最高です。

楽しそうな人、喜んでいる人に共通するもの、それは「笑い」でしょう。**笑いに癒しの効果があることは、さまざまな研究でも確かめられています。**

中央群馬脳神経外科病院にいらした中島英雄先生が、脳梗塞《のうこうそく》の患者と笑いについて調べたところ、落語を聞かせて笑った人ほど、脳血流が増加していたそうです。笑いが免疫中のナチュラルキラー細胞という、がん細胞を死滅させるリンパ球細胞のはたらきを強めるという報告もあります。

笑うと脳内麻薬のβ《ベータ》-エンドルフィンが分泌され、痛みを抑える効果があるとも言われています。

感じのいい笑顔を練習しよう

笑いは顔の筋肉を目一杯使う感情表現です。眼輪筋《がんりんきん》や頬筋《きょうきん》、口輪筋《こうりんきん》などの頬や口まわりの筋肉を大きく動かさないと、笑えません。顔面の筋肉を活発に動かすことで、血流もよくなります。

「笑い療法士」をご存じでしょうか。笑いによって患者の自己治癒力を高めたり、病気の予防を手助けしたりするボランティアです。笑いの効果は絶大なのです。

家族や友人との時間、趣味を大切にし、映画やお笑いライブなど、自分の笑いのツボを押してく

感じのいいスマイルトレーニングプログラム

1 眼輪筋

目だけで天井、床を見る。

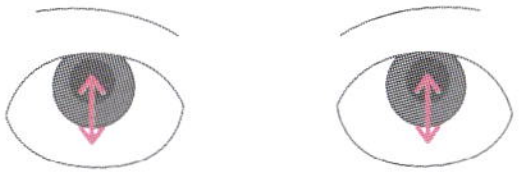

眼を時計回りに動かす。

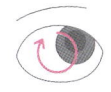

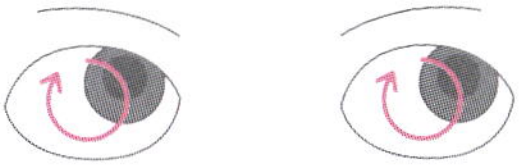

2 頬筋

顔を中心に小さくすぼめ、
次に目も口も大きく動かす。

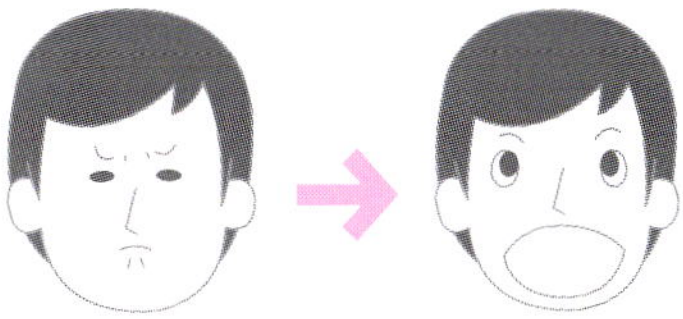

3 口輪筋

唇を左右、斜め対角線に
左右上下、口角を下げて
「への字」に。

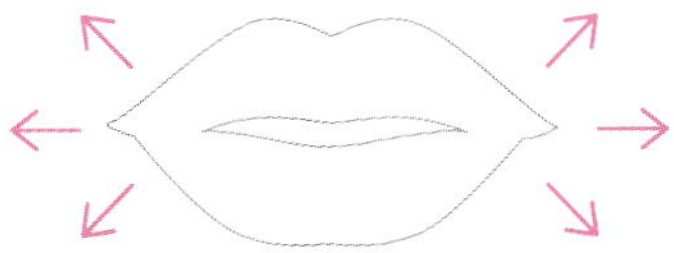

4 リップライン

割り箸をくわえて、
両側の口角をキープ。

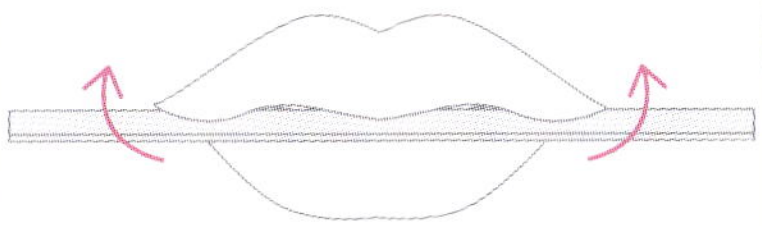

※それぞれ5回ずつくり返しましょう。

Doctor's Advice

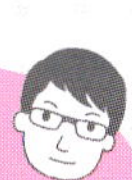

**笑いは、自分だけでなく
他人をも癒す効果があります。
コミュニケーションツールとしても
重要です。**

れるところに行ってみましょう。**ひとりより、みんなで笑うほうがさらに健康的です。**

笑いはコミュニケーションの最大の武器でもあります。ピンチに笑顔で対処できるビジネスパーソンは尊敬されます。お笑い番組を見て瞬間的に笑うだけでなく、感じのいい笑顔ができることも必要です。

穏やかに微笑んでいると周囲と良好な関係が築けますし、自分自身も焦らずあわてずムカつかずに行動できる効果もあります。

日本人はスマイルが苦手ですが、練習すれば上手になります。**口角を上げ、歯を少しだけ見せるのがコツです。**

泣いてマイナス感情をリセット

「泣く」という悲しみの感情表現も、たまになら感情の整理にプラスにはたらきます。**悲しみはムリに抑え込まず、泣いて放出したほうがスッキリします。**

泣くときは、悲しみだけでなく「怒り」の感情も混じっていることがあります。これはあまり外部に出したくない感情ですが、泣くことは自分のなかの怒りをかわす作業でもあるのです。

思い切り泣いて悲しみや怒りを発散すると、カタルシスという効果が得られます。カタルシスとは「こころの浄化」という意味です。苦悩や怒りといった感情を吐き出すことで、安らぎと癒しが得られます。

「感動の涙」はこころを浄化する

「感動の涙」にもモヤモヤした感情をリセットする効果があります。**日ごろ抑えている、あるいは気づかない感情を放出させるという面では、感動の涙のカタルシス効果は絶大です。**「感動して泣く自分」の発見は、いい意味で非日常的な刺激にあふれています。

映画は、感動を与えてくれる手近な娯楽です。次の休日に映画館に足を運んだり、泣けると評判のＤＶＤを借りてきて、こころの浄化をしてみてはいかがでしょうか。

「笑い」と「涙」の効果

笑い

- 癒しの効果がある。
- 脳血流が増加する。
- ナチュラルキラー細胞のはたらきを強める。
- β-エンドルフィンが分泌され、痛みを抑える。
- 自己治癒力を高め、病気を予防する。
- 円滑なコミュニケーションに役立つ。

涙

- 悲しみや怒りを発散できる。
- カタルシス（＝こころの浄化作用）効果がある。
- 非日常的な刺激を味わえる。

Doctor's Advice

お笑いや感動作のDVDなどで、
「笑い」と「涙」を放出しましょう。
溜まっているストレスが解消できます。

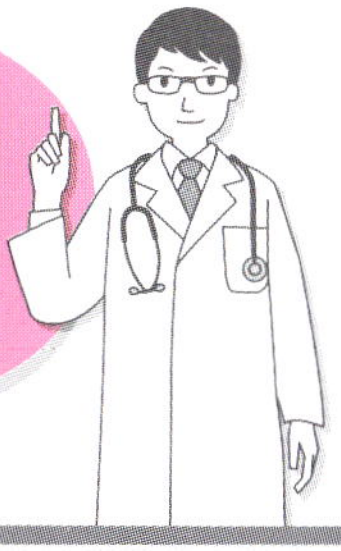

習慣
19

視点を少しずらして悩みを「添削」する

悩みの評価はだれがする？

悩みがまったくない人はいないでしょうが、その内容は取るに足りないものから深刻なものまでさまざまです。

けれど悩みの程度をだれが評価するのでしょうか。それは悩んでいる本人です。

似たような状況にあっても、人によって受け止め方はさまざまでしょう。ソリの合わない上司との関係が苦痛で「もう辞めたい、会社に居られない」と思い悩む人もいれば、多少不満を感じていても「仕事は面白いから」「ほかの人はいい人たちだから」と気持ちを切り替えられる人もいます。

「悩み」は心理学用語で「葛藤」とも言い換えられます。自由に行動したいが、できない。自分にはどうにもならない状況がある。そのジレンマが葛藤です。

他人に悩みを添削してもらう

けれど、悩みの自己評価は、正しくない場合が多いのです。

心理学者デビッド・D・バーンズはこの状態を「決して真実ではないことを勝手に思い違いをして、惨めな気持ちになっているのだ」と言っています。自分の悩みを客観的に見つめ、自己評価を修正することができれば、悩みの本質について冷静に考えられます。

自己評価を修正する訓練のひとつに、自分の悩みを他人に修正してもらう方法があります。

カウンセリングを受けたり、友人に話を聞いて

抱え込んだ悩みを客観化して、考え方を修正してみよう

Part1

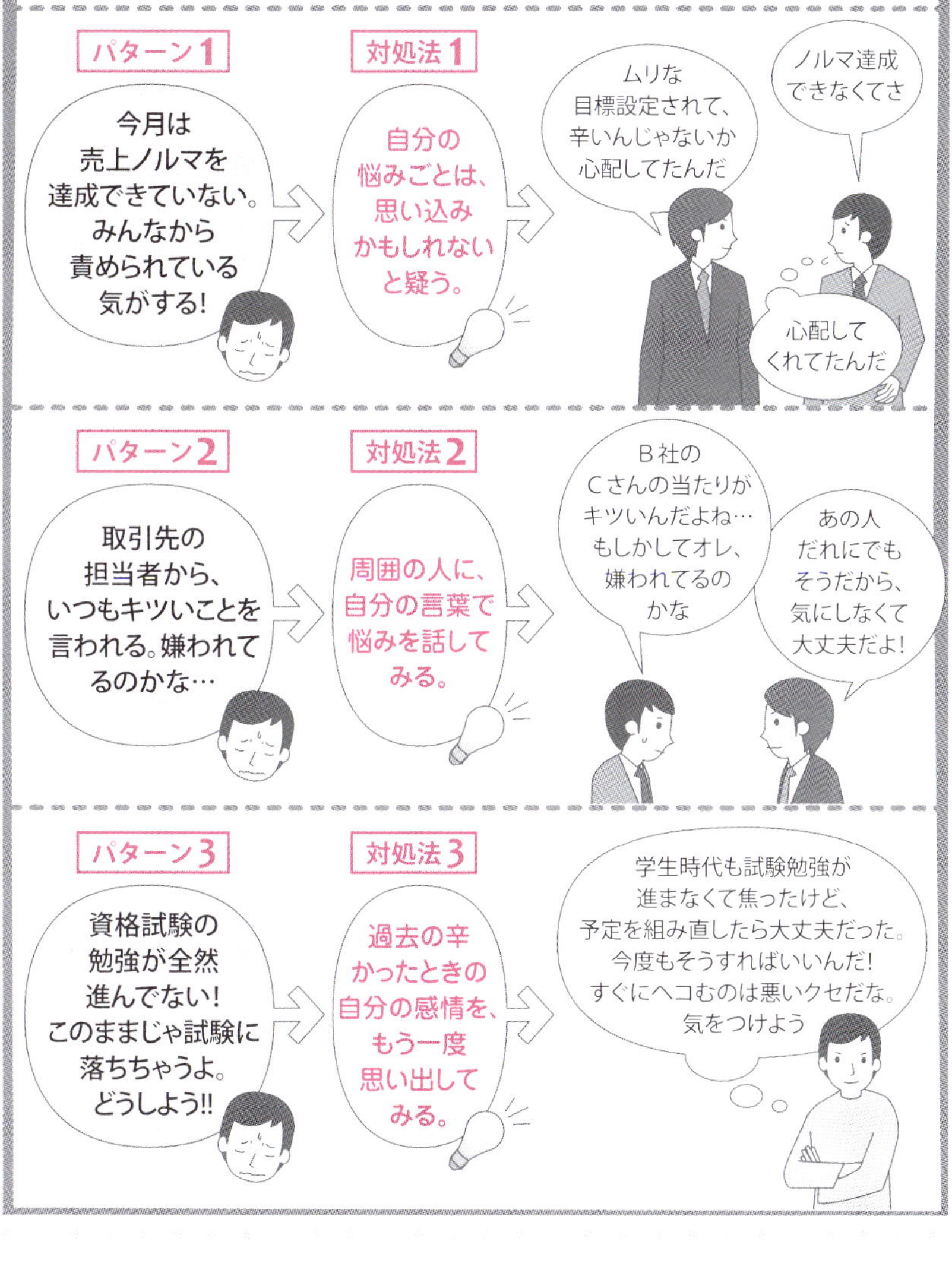
パターン1
今月は売上ノルマを達成できていない。みんなから責められている気がする!
対処法1
自分の悩みごとは、思い込みかもしれないと疑う。
ムリな目標設定されて、辛いんじゃないか心配してたんだ
ノルマ達成できなくてさ
心配してくれてたんだ
パターン2
取引先の担当者から、いつもキツいことを言われる。嫌われてるのかな…
対処法2
周囲の人に、自分の言葉で悩みを話してみる。
B社のCさんの当たりがキツいんだよね…もしかしてオレ、嫌われてるのかな
あの人だれにでもそうだから、気にしなくて大丈夫だよ!
パターン3
資格試験の勉強が全然進んでない! このままじゃ試験に落ちちゃうよ。どうしよう!!
対処法3
過去の辛かったときの自分の感情を、もう一度思い出してみる。
学生時代も試験勉強が進まなくて焦ったけど、予定を組み直したら大丈夫だった。今度もそうすればいいんだ! すぐにヘコむのは悪いクセだな。気をつけよう

もらったりして、他人に悩みを添削してもらいましょう。

もちろん答えはひとつではありませんし、相談相手の見方が正しいともかぎりません。他人に悩みを相談することが大切な理由は、悩みを人に話してアウトプットすることで、気づいていなかったことや無意識に避けていた問題に触れることができるからなのです。

自分の悩み方の傾向を知る

他人に悩みを修正してもらう以外にも、自己修正する訓練も行いましょう。

過去に辛かったときの自分の行動と感情を振り返ってみてください。紙に書き出したりする必要はありません。今、思い返してみて、当時の受け止め方はどうだったでしょうか。

自分のことでも、少し時間が経てば客観的に見つめ直せます。

「あのときは、少し大げさに考えすぎていた」「あわてすぎていて、冷静に対処できていなかった」など、自分の気持ちや行動の傾向を知ることで、「今も大げさに受け止めてしまっているのかも」と冷静になることができます。

悩みを空の上から眺めたら

自己客観化に有効なのが、悩んでいる自分を2階席やビルの屋上から見ていると想像することです。これは精神科医のロナルド・A・ハイフェッツ教授が教える自己客観化のスキルです。

悩みにどっぷりとつかっているときは、自分の立ち位置を客観的に見つめることが難しいものです。不安や心配ごとのせいで、こころもからだもへとへとになってしまったときは、高いところから見える今の自分を想像してみると、案外、姿形だけでなく悩みそのものも小さく見えてくるかもしれません。

別の自分を意識したり想像したりするのが難しければ、「こんなとき○○さんなら、どうするのかな」というように、「他人の脳」で考えるのもいい方法です。

悩みを客観化し、考え方を修正するレッスン

Part2

パターン4

友だちとはケンカしちゃうし、仕事でもミスしちゃったし……。自分は何をやってもダメだな。イヤになるよ！

対処法4

悩んでいる自分を、高層ビルの上にいるもうひとりの自分が眺めていると想像する。

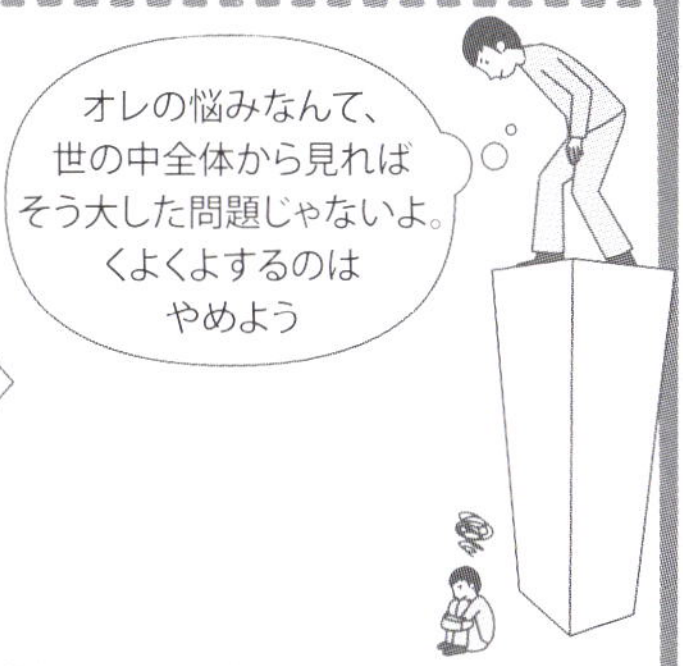
オレの悩みなんて、世の中全体から見ればそう大した問題じゃないよ。くよくよするのはやめよう

パターン5

この企画をどうしても通したいのに、うまくいかない。何が悪いのかも、わからないよ…

対処法5

「他人の脳」で状況を考えてみる。

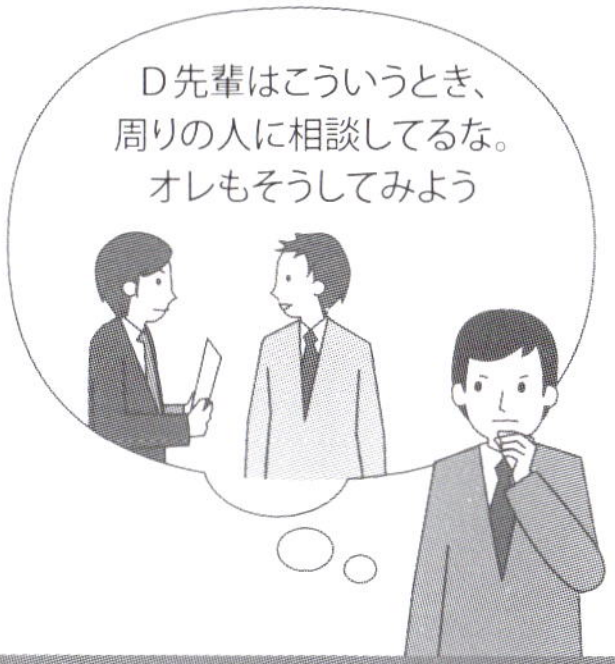
D先輩はこういうとき、周りの人に相談してるな。オレもそうしてみよう

Doctor's Advice

自分の悩みを、別の自分の視点から眺めてみましょう。
「他人の脳」で考えてみるのもおすすめです。悩みを別の視点からとらえると、突破口が見えてくるかもしれません。

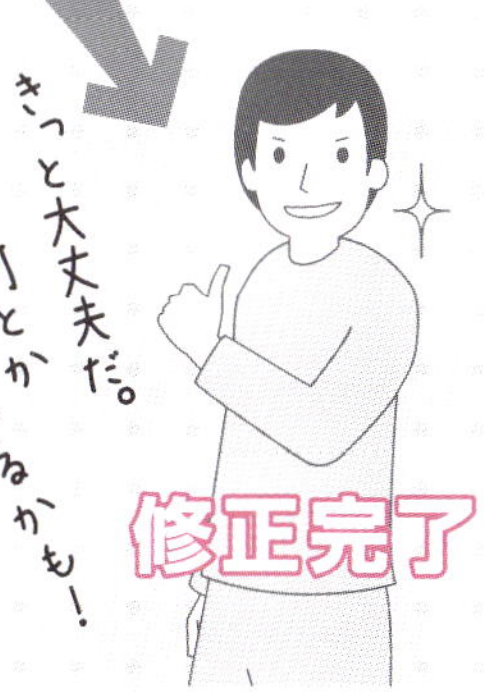
きっと大丈夫だ。何とかできるかも！
修正完了

習慣 20

こころにエネルギーをチャージして自信を取り戻す

自信喪失感と上手に付き合うには

自信を失い落ち込むのは辛いもの。けれど、自信喪失感は人の成長に欠かせない感情です。満足してばかりでは進歩はありません。そしてこの自信喪失感とうまく付き合うのが、疲れを少なくするコツでもあります。

仕事で失敗し成果が出せなかったとき、上司や顧客に叱責されたときはヘコみますが、**こんなときは自分を過小評価しているのです**。つまり自分を小さく見ている、一段高いところから見て自分を評価してもいるわけです。落ち込んだら自信を失った自分も、同じ目線で許容しましょう。

食べる、話す、笑う、寝る

他人の成功を目にして、自己評価を落とすこともあります。特に自分より下に見ていた人間の成功には、嫉妬心がわきます。

自信を失っているときは他人に話し、「それほど落ち込まなくていい」と言ってもらうとラクになります。否定的でない、**肯定的に理解してくれる家族、友人の存在が重要です**。

自分で自信を回復するメソッドは、陽気で楽観的なスタンスを守ることです。**食べる、飲む、話す、笑う、歩く、寝るといったエネルギーや気力を回復させる活動をしてみる**ことです。

自信喪失感は一時的なものです。だから**手っ取り早いのはさっさと寝てしまうこと**。睡眠は後ろ向きになっている認知を前向きにすることが研究でわかってきています。

自信を取り戻すための5ステップ・レッスン

Step1 自信を失った自分を許容する。

↓

Step2 他人との比較を今すぐやめる。

↓

Step3 理解してくれる家族、友人に自信喪失話をしてみる。

↓

Step4 食べる、飲む、笑う、歩く。とにかく動いてみる。

↓

Step5 落ち込んだときは、さっさと寝てしまう。

Doctor's Advice

あなたは自分で考えているほど、
ダメでは決してありません。
よく食べよく話し、ひと晩寝て、
自信を取り戻しましょう。

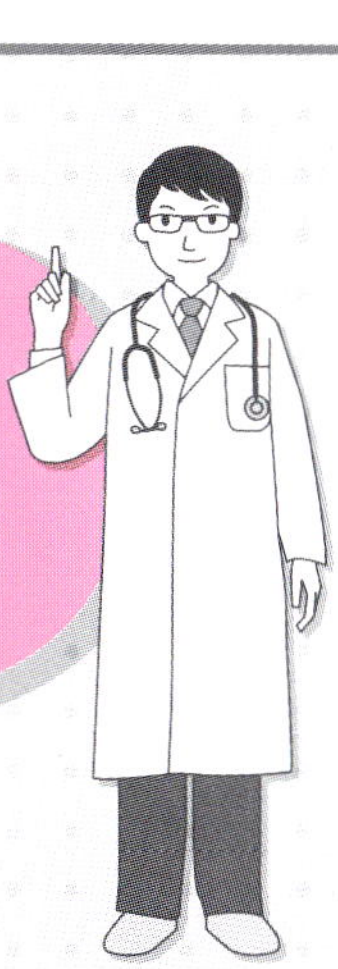

疲れをスッキリとるコラム 2

メラトニンの分泌をコントロールする神経伝達物質「セロトニン」を増やすには

眠りのホルモン・メラトニンの分泌のために必要なのが、脳のなかの神経伝達物質であるセロトニンです。セロトニンは自律神経系の交感神経が優位になる昼間に活性化し、メラトニンの分泌を抑制します。そして副交感神経が優位になる夜間は、メラトニンの分泌を増やします。セロトニンは自律神経のバランスを整えてくれるのです。

セロトニンが不足するとメラトニンも減少し、不眠症などの睡眠障害につながりますし、うつ病もセロトニンの不足と関係しています。

セロトニン研究の第一人者として知られる東邦大学医学部の有田秀穂教授は、セロトニンを活性化する要因として、以下の3つをあげています。

①太陽の光　②リズム運動　③グルーミング

太陽の光については本書でも詳しく触れましたので、ここでは、リズム運動とグルーミングについてご紹介しましょう。

有田教授は3大リズム運動として、歩行、呼吸、咀嚼《そしゃく》をあげておられます。歩行については、ウォーキングはもちろん、より集中できるジョギングも推奨されています。

グルーミングとは、「人とのふれあい」です。家族で会話しながらの穏やかな食事や仕事帰りの赤ちょうちんなどで、緊張をゆるめ、ストレスを緩和することで、セロトニンが活性化するのです。

セロトニンはドーパミンやノルアドレナリンなどの分泌に関与し、わたしたちの感情に影響を与えて精神状態を安定させてくれます。こころを健やかに保ってくれるだけでなく、食欲を制御するはたらきもあり、まさにわたしたちのこころとからだを健康に保つためになくてはならない働き者と言えます。

※参考文献　『不安・心の疲れがスーッと消える脳内セロトニン活性法』(有田秀穂著 / だいわ文庫、「セロトニン Dojo」公式サイト)

3章

自分に心地よいリズムをつくる 9つのコツ

1日1回15分だけ、からだのスイッチをオフにする
「15分昼寝」で昨日の疲れを癒す
「あと味のいい休日」をオンの原動力にする
リラックスで脳の「報酬系」を上手に刺激する
ネガティブな思考を「スイッチオフ」する
からだをほぐして、こころをもっとラクにする
たまには「NO」と言って自分のペースとリズムを保つ
おしゃれに気をつかって元気になる
疲れを溜めないためには、日、週、月、年の単位でリズムをつくる

習慣
21

1日1回15分だけ、からだのスイッチをオフにする

睡眠は疲労回復のための「スイッチオフ」

最近の電化製品は高性能ですが、電源を入れっぱなしでは寿命が縮まります。定期的に電源を切るクールダウンが必要です。

人間も同じです。人は1日8～10時間ほどは仕事や家事などの活動をしますが、ぶっ通しで動いていては、翌日に疲れを持ち越してしまいます。

夜の睡眠が、「スイッチオフ」になります。夜だけでなく、日中にも一度「スイッチオフ」するのも、うまく1日を過ごすコツです。**ポピュラーで科学的なスイッチオフ法は、昼寝です**。

生活のなかに「オフタイム」をつくるコツ

昼寝のほかにも、オフする方法はあります。たとえば、**オフィスを少し離れるだけでも、気分転換につながります**。ランチの後、軽く散歩をしてからだを動かすと、張りつめた気持ちが少し和らぎ、オフできます。また、**午後に少しカフェタイムをとったりお菓子をつまんだりする**のも、悪いことではありません。

長時間同じ姿勢でいるなら、**ストレッチも行いましょう**。トイレ休憩でからだをほぐしたり、作業の合間に「ながら」ストレッチを組み込んだり。

ネットサーフィンは、注意が必要なスイッチオフ法です。つい時間を忘れてハマりがちなので、15分など、自分なりの制限を決めましょう。

食事もスイッチオフになりますが、**過度な満腹感はパフォーマンスを落とします**。腹八分目が良質なスイッチオフの条件です。

コマギレ時間でもできるスイッチオフ

15分で！

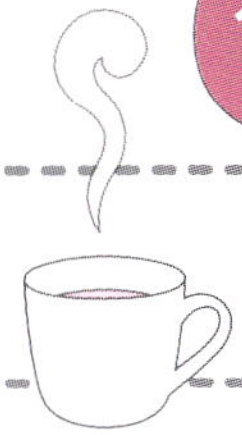

- □ **15分昼寝**
  短い昼寝は効果的な休息。
- □ **15分散歩**
  軽く歩いて気分転換を。
- □ **15分カフェタイム**
  コーヒーなどのカフェインには覚醒効果、
  ハーブティーにはリラックス効果が。
- □ **「ながら」ストレッチ**
  背筋を伸ばすなど、どこでもできるストレッチを。

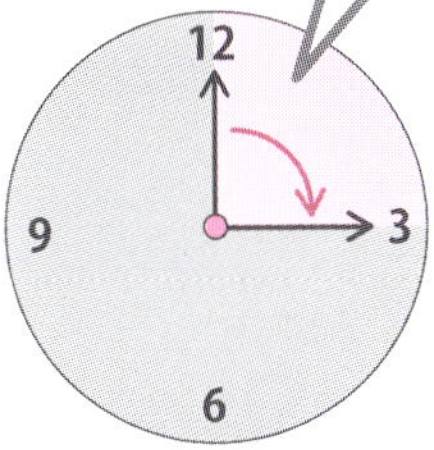

日中は「シャットダウン」
ではなく、「スタンバイ」状態
のスイッチオフを！

Doctor's Advice

リラックスにも、コマギレ時間の使い方が大切です。「15分」を意識して、有効なリラックスタイムとして使ってみましょう。

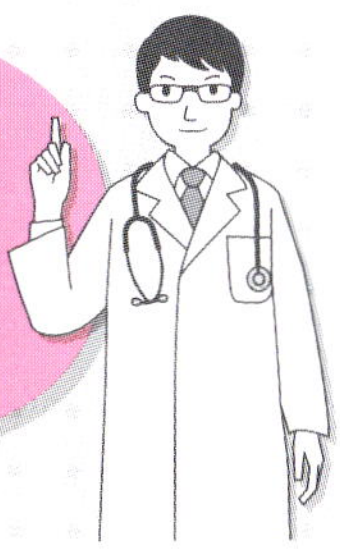

習慣
22

「15分昼寝」で昨日の疲れを癒す

サクッと昼寝で寝不足をカバー

平成23年度の社会生活基本調査（総務省）によると、日本人女性は男性より睡眠時間が13分短くなっています。身づくろいや家事のために、睡眠を削らざるをえないのかもしれません。

朝の準備で早起きをする必要がある。どうしても夜に充分な睡眠時間をとれない。午前中は何とか頑張れるが、昼食後に疲れが出てしまう、など……。

睡眠不足の影響は甚大です。**昼の間に一度からだのスイッチをオフにするため、15～20分だけ昼寝をしましょう**。ただし、30分以上寝ると深い睡眠に入り、起きた後ボーッとした状態が残ってしまうので、「長く昼寝しない」ことが大切です。

仮眠スペースを見つけておこう

オフィスやカフェ、車のなかなど、少しだけ眠れる自分の空間を見つけましょう。多忙なかたは、電車での移動時間も使ってみてください。

昼寝は長く寝ないでスッキリと目覚めるのが理想です。アイマスクやイヤホンなどで刺激を遮断するのもいい方法です。深く眠らないのがコツなので、**携帯電話やスマートフォンでアラームを設定しておきましょう**。カフェインは摂取後30分ほどで吸収され覚醒作用が現れるので、昼寝の15分前にコーヒーなどを飲めば、寝すぎを防げます。

夜の睡眠の質を上げるには、日中の過ごし方が大切です。うまく仮眠を取り入れるのも、脳とからだの疲れを溜めない上手な工夫です。

上手な「15分昼寝」をするポイント

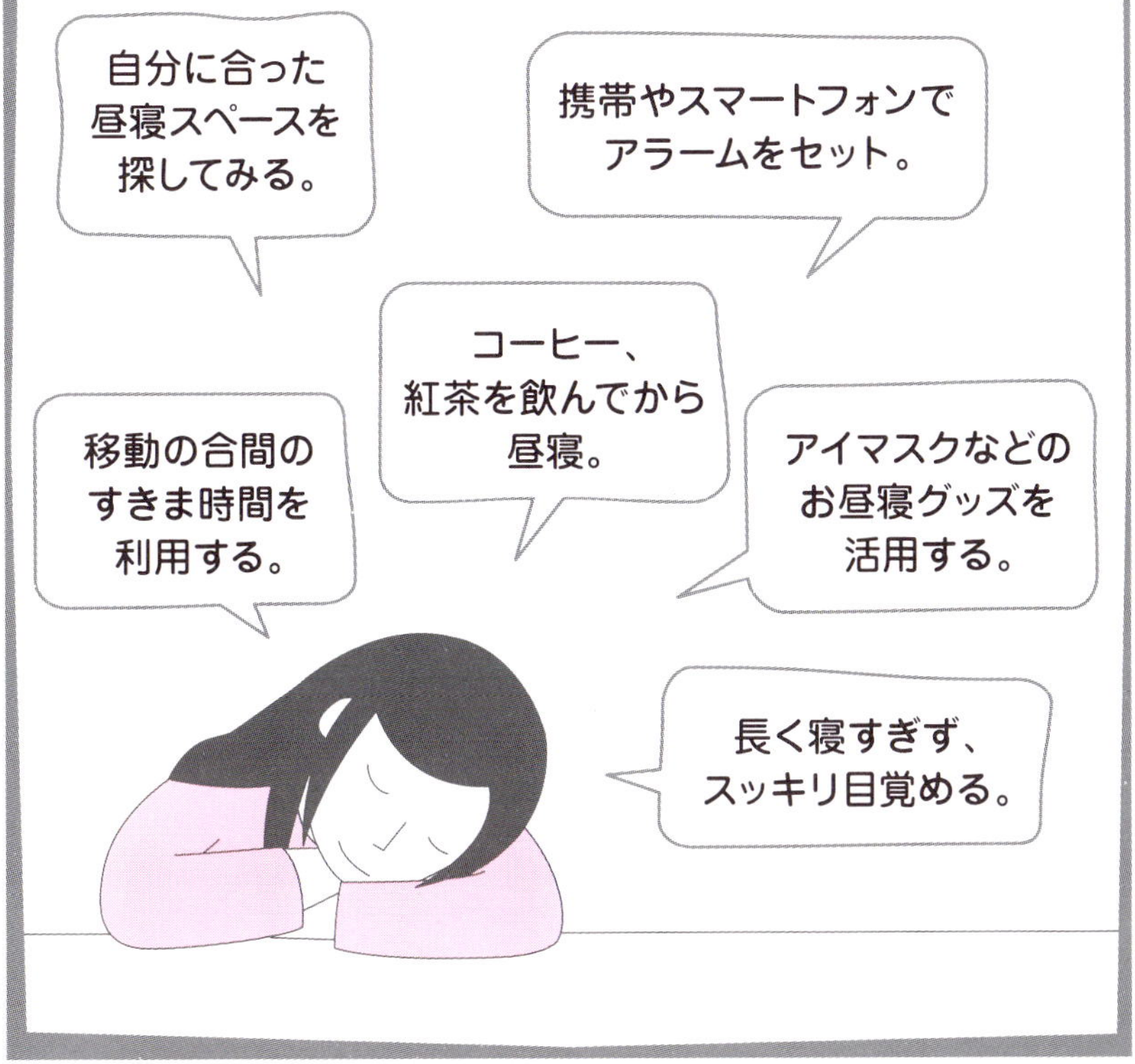
自分に合った
昼寝スペースを
探してみる。
携帯やスマートフォンで
アラームをセット。
コーヒー、
紅茶を飲んでから
昼寝。
移動の合間の
すきま時間を
利用する。
アイマスクなどの
お昼寝グッズを
活用する。
長く寝すぎず、
スッキリ目覚める。

Doctor's Advice

短時間の軽いまどろみでも、
睡眠の効果があることが研究でわかっています。
自分に合ったプライベートスペースを確保しましょう。

習慣

23

「あと味のいい休日」をオンの原動力にする

充実感のあるオフを過ごせば疲れはとれる

休日に昼まで寝ていたり、1日中テレビを見てダラダラしたりして、特に何をしたわけでもないのに、逆に何だか疲れてしまった経験はありませんか。

実は、休日にあまりにだらけすぎるのは、よくありません。**充実感のある体験記憶を残せないのが、この疲れのいちばんの原因です。**

家で一日中横になっていても「今日は充分ゴロゴロできて、とてもよかったな」と満足できれば、それはそれで意味のある休日です。毎日、寝不足で疲労が溜まり切っているときには、こうしたオフの日もあったほうがいいかもしれません。

しかし、**毎回ゴロ寝だけでは、精神的なリフレ**

Doctor's Advice

「いい休日だったな」と思えるいいオフは、オンも頑張れる原動力です。
いつも家でゴロゴロしていると、かえって疲れてしまいます。

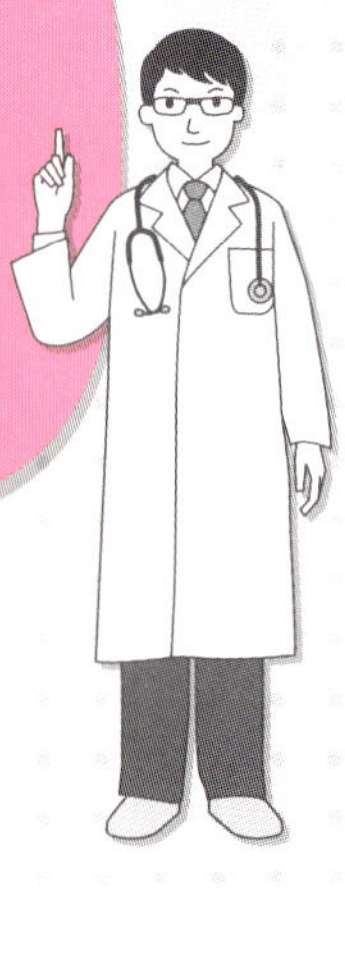

ッシュ効果はあまりありません。

疲れているからといって休日をダラダラ過ごすと、「ムダな1日だった」というマイナスイメージが残り、「自分はダメだ」と自責的、悲観的になってしまうのです。

振り返ったときに「いい休日だった」というプラスの記憶が残せれば、休養効果はずいぶん違います。

からだだけを休ませても、疲れは消えないのです。疲れが癒せたイメージを脳に残すことが必要なのです。

寝坊しすぎは要注意

休日の多少の寝坊は、ゆっくり休んだ感覚を与えてくれますが、**2時間以上は寝坊しないようにしましょう**。それ以上している人は、平日の睡眠が短すぎる可能性があります。オンの日の過ごし方を再検討する必要がありそうです。

また、予定のない休日は、天気が悪くなければ、**一度は外出をしましょう**。買い物や散歩などで充

疲れのとれるオフのプログラム

- □ 一日中ダラダラはＮＧ。一度は家の外に出てみよう。
- □ 休みの日は2時間以下の寝坊なら大丈夫。
- □ オフの日に、仕事もちょっとだけやってみる。
- □ 資格や英会話など、充実感が得られる勉強をやってみる。
- □ 家族やペットとふれあう時間をもつ。
- □ ドライブや外食、小旅行。たまにはスペシャルな休日も準備しよう。

分ですが、いちばんのおすすめはスポーツや絵画鑑賞など趣味や興味のあることを楽しむ休日です。また日ごろ忙しくてなかなかふれあえない、子供やペットと過ごす時間もつくりましょう。

仕事や勉強が充実感のモト

意外に思われるかもしれませんが、**仕事を少しやることも、あと味のいいオフにつながります。**休日ならではの気持ちの余裕から、いいアイデアが浮かぶかもしれません。資格取得や英会話などの勉強を、短時間だけしてみるのも悪くありません。仕事や勉強をしたことが充実感をもたらしてくれるからです。

ただし、やりすぎは禁物です。テキスト2ページ分だけなど、自分の体力やその日の予定に合わせてムリのない目標を立てましょう。小さな目標でもきちんと消化すれば、脳の報酬系（40ページ参照）が刺激されます。

特別なオフがオンのモチベーションに

前日に飲みすぎて、せっかくの休日に寝過ごしてしまうのはもったいない話です。多少の夜更かしはOKですが、休日前夜の徹夜のDVD鑑賞やネットサーフィンなどの度を越した行動はやめましょう。

たまにはスペシャルなオフをもつのもよい方法です。旅行や外食など、目標となるオフがあると、オンも頑張れます。

趣味のサークル活動やお稽古ごとなど、定期的な予定も積極的に休日のなかに組み込んでいきましょう。こうした好きなことに取り組んだり、休日の計画を立てたりするのが億劫になってきたときは、オンのパフォーマンスも上がっていないことが多いのです。

自分の好きなこと、充実感を感じられることを楽しみ、オフの終わりには「いい休日だった」と思えるようにしていきましょう。

そうした休日こそが、オンを頑張るための大きな原動力となって、日ごろの心身の疲れを癒してくれるのです。

「あと味のいい休日」を過ごせていますか?

休日の状況を記入して、自分のオフの充実度を確認してみよう。

- このあいだの休日は、何をして過ごしましたか?

ex.)「土曜の夕方にピアノのレッスン、日曜に友人とショッピングに行った」
「家でゴロゴロしていた」など。

( )

- 今回の休日に点数をつけるなら5段階でどれくらい?

5	4	3	2	1
最高の休日だった。	からだを休められたし、まずまずの休日だった。	普通。	やりたいことは半分もできなかった。	ムダに時間を過ごしてしまい、後悔している。

- 次の休日にやりたいことは何ですか?

( )

Doctor's Advice

気づかないうちに、ダラダラした休日ばかりになっているようなら要注意。オフを充実させる工夫をしましょう。

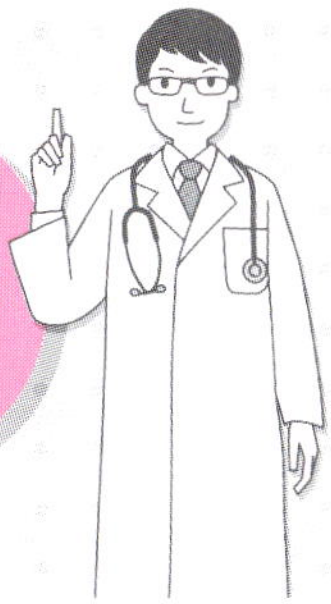

習慣 24

リラックスで脳の「報酬系」を上手に刺激する

日本人はリラックスが下手

日本人は休暇をとるのが苦手だと言われています。ネット旅行会社・エクスペディアが２０１３年に24ヶ国の社会人を対象に行った調査では、日本の労働者の有休消化率は39％で、世界最低の数値でした。しかも17％の人は有休を1日も消化しておらず、この数字は逆に世界1位。有休を取らない人がもっとも多いのが日本なのです。

休日の日数だけでなく、過ごし方の点でも、のんびり休むのが苦手な人は多いのではないでしょうか。

長い休みは持て余してしまう。仕事が頭から離れず、休日出勤したり、自宅に仕事を持ち帰ったりしてしまう。そんな経験はありませんか？

右肩上がりの経済成長という報酬があった時代にはこうした状況でも頑張れたのかもしれませんが、今はそうではありません。

「やったことが報われる」ことが少なく、報酬系、つまり脳内のドーパミンが活性化しづらい時代背景があるのです。

好景気の時代には乗り切れた努力でも、現在ではかなりの負担感があります。なかなかとれない疲労も社会や経済の影響を受けていると思われます。**低成長の時代こそ、リラックス上手になりましょう。**

瞑想（メディテーション）の効果を利用しよう

日々のリラックスには、大げさな方法は必要ありません。カフェや公園でボーッとするのは、一

瞑想（メディテーション）の方法

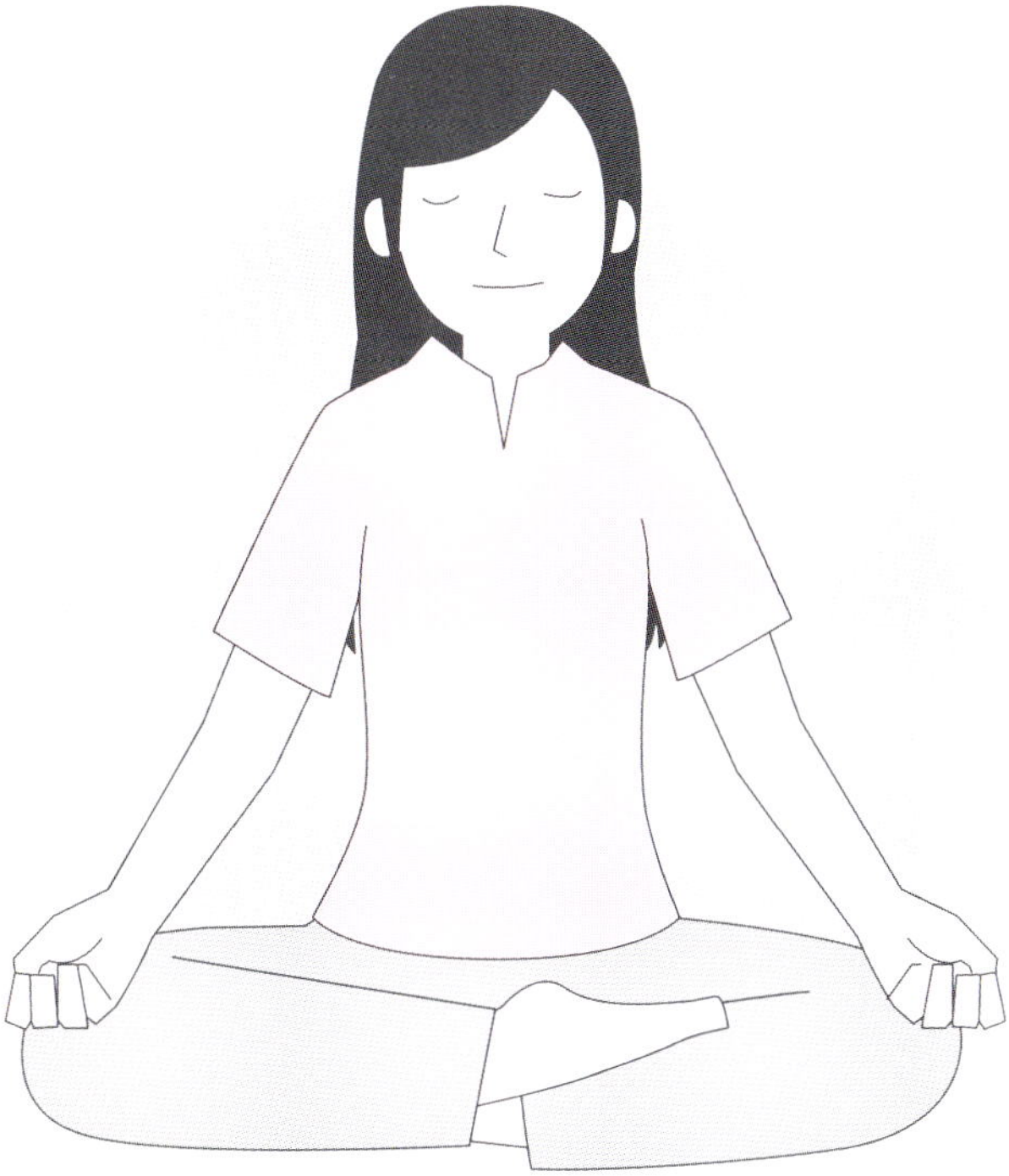

- 静かな部屋で、ラクに座る。手は膝に置いて。
- 眼を閉じて、力を抜く。
- 呼吸は鼻を使って行い、呼吸に集中する。
- 息を吐くときだけ、ゆっくり数を数える。
- 標準的な時間は10〜15分。

種の瞑想に近いものがあり、リラックス効果が期待できます。アメリカでは、瞑想の抗ストレス・抗うつや睡眠を改善する科学的効果が、脳波やMRIを用いて研究されています。

本格的な瞑想はプロの指導のもとで行うのが望ましいのですが、**15分だけ考えるのをやめてボーッとしてみる、人や風景を眺めてみる**、なども立派なリラックスの方法です。

79ページに、瞑想方法の一例を掲載しましたので、参考にしてください。

長い休みは予定があるとリラックスできる

夏休みや連休のまとまった期間の休み方は、何といっても旅行やレジャーなどの予定を早めに入れてしまうことです。「先輩の予定を見てから」「忙しくて休暇どころじゃない」などと言わずに、楽しい予定を入れてしまいましょう。

長い休みに予定を入れることをおすすめするのは、3つの効果があるからです。

1つ目は、**報酬効果**。とりあえず夏休みまで頑張ろうなど、モチベーションがアップします。メ切効果もプラスされて、仕事や生活の充実度も上がります。

2つ目は、**プライベートタイムの防衛効果**。予定を入れていれば、「この日は接待があるけど、出てくれない？」という上司の言葉にも、「すみません、予定があるので……」と辞退できます。

3つ目は、**休み明けの満足感**です。長い休暇をダラダラ過ごしてしまうと、休みの後に「ああ、ムダな休みだった」と後悔の念におそわれることも多いもの。**あと味をよくすることは重要です**。満足した体験を最新の記憶にアップデートして残すのは、今後のモチベーションを保つためにも大切なのです。

家電はスイッチひとつで簡単にオフにできますが、人間をオフラインにするのは工夫がいります。省エネモードに切り替わるパソコンのように、上手にリラックスタイムをつくって、気分よく過ごしましょう。

不安を鎮めたいときには楽しい予定を入れよう

報酬効果

「夏休みまで頑張ろう」などと〆切効果もプラスされ、モチベーションがアップ。
仕事や生活も充実。

休み明けの満足感

ダラダラ過ごす休日にくらべ、充実感、満足感が大きい。

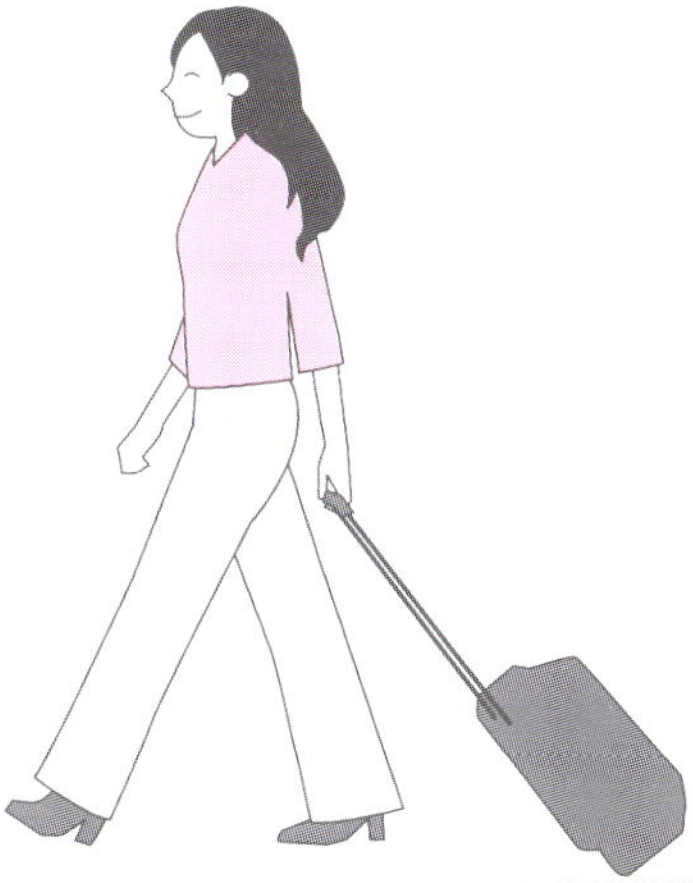

プライベートタイムの防衛効果

「この日の接待に出てくれない?」という上司の言葉にも、「予定があるので」と辞退でき、しっかりと休める。

Doctor's Advice

ちょっとだけ時間をとって、
周囲のノイズを断ち、
瞑想でこころを落ち着けてみましょう。
長い休暇に早めに予定を入れておくのも、
忘れずに!

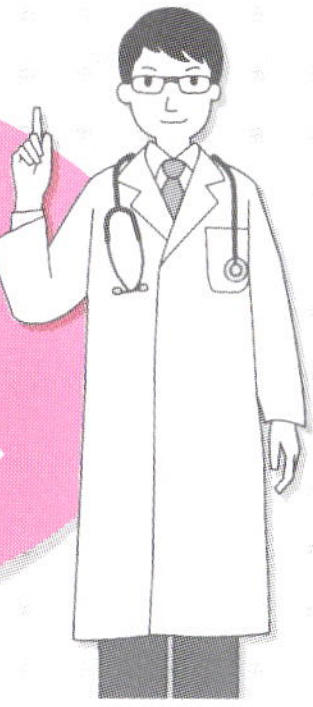

習慣25

ネガティブな思考を「スイッチオフ」する

忘れたい記憶ほど尾を引くもの

勉強に集中すべきときに、「ＤＶＤが見たい」「掃除しなきゃ」と、雑念が浮かんでしまうことがありませんか？　これくらいならなら集中できない自分にイヤ気がさす程度ですが、日常の不愉快な出来事が忘れられず、たえず頭にあったり何度も思い出したりするのは、こころの健康によくありません。

記憶の研究では、ハッピーな記憶は忘れられがちで、**不愉快、恐怖、残虐な内容の記憶のほうがずっと残る**ことがわかっています。

15分だけ関心を外に向けてみる

イヤな記憶と早くさよならする方法の1つは、**外の目に見えるものに注意を向ける**ことです。自分や他人を責める感情をいったん忘れ、街の風景や人物観察をしましょう。植物など自然を観察するのはヒーリング効果もあります。**1日15分程度、周囲を観察する時間をもちましょう**。

2つ目は、充分な睡眠をとること。レム睡眠には、ネガティブな記憶を整理するはたらきがあります。「イヤなことは寝て忘れる」の、科学的な根拠です。

ヤケ酒は怒りの火に油をそそぐので、おすすめしません。サンドバッグを殴るなどの暴力的なストレス解消も、さらに攻撃的になってしまいます。

イヤな記憶とさよならするには、少し視点を外に置き、充分な睡眠を。スイッチオフというより、ギア・チェンジするのがいいですね。

こころのギア・チェンジのためのメニュー

- 充分な睡眠をとる。
- 自分や他人を責める感情を、いったん先送りにする。
- ものや人物を15分だけじっくり観察してみる。
- アルコールや荒々しいストレス解消法に頼らない。

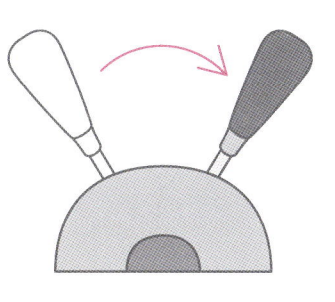

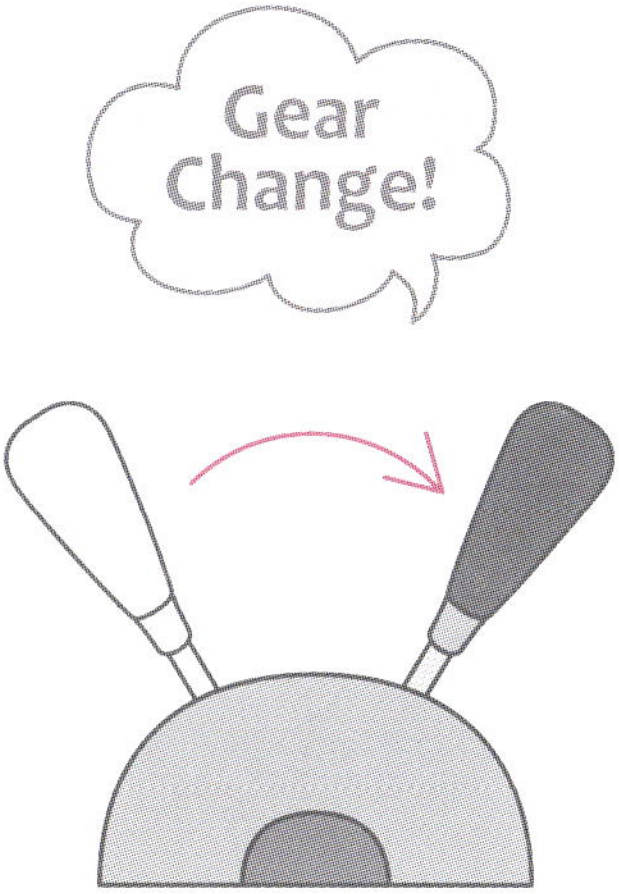

Doctor's Advice

イヤな記憶にとらわれたときは外部のものに関心を向け、充分な睡眠をとりましょう。イヤな記憶が遠のきます。

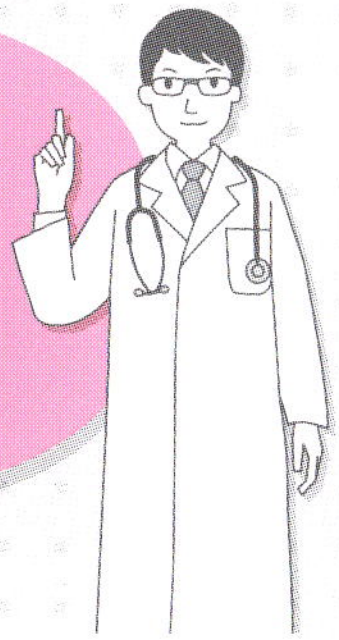

習慣
26
からだをほぐして、こころをもっとラクにする

緊張が続くとからだが疲れてくる

苦手な上司やタフな交渉相手などと会う前、緊張して落ち着かないという経験はだれにもあると思います。

こころとからだの緊張は表裏一体。**精神的な緊張は交感神経を刺激し、からだをアクセルが目一杯かかった緊張状態にします。**

こころの緊張を自覚していなくても、何となくリラックスできていないこともあるでしょう。

肩凝り、腰痛、頭痛、倦怠感。

運動不足とストレスが、慢性的にからだをむしばんでいるのです。

緊張をほぐす「すきま時間ストレッチ」

ストレスの多い日常生活の根本的な改善を一気

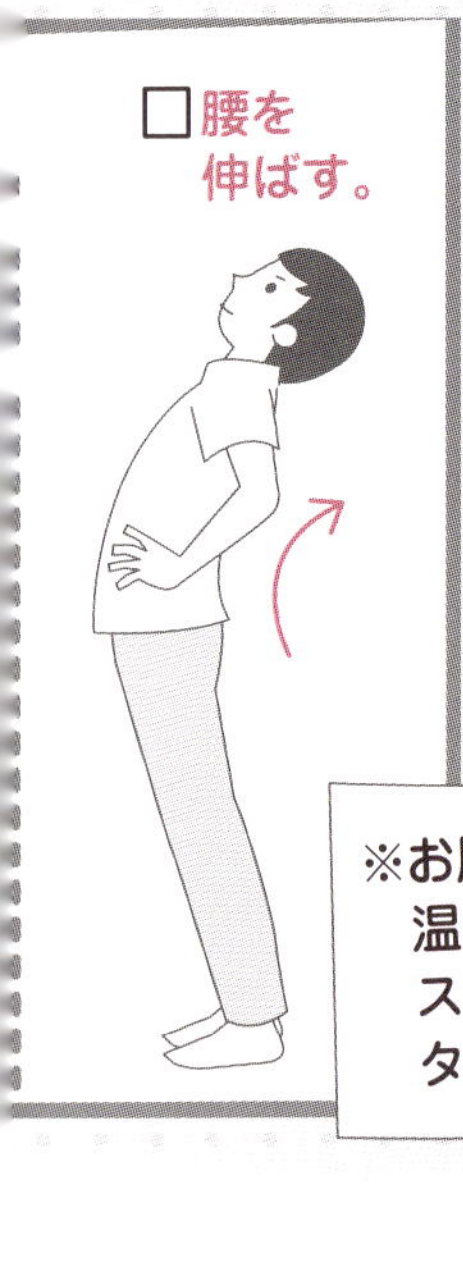

Doctor's Advice

からだの緊張は、こころの緊張につながります。ストレッチでからだをほぐすと、精神的にも落ち着いてきます。

※お風呂の後のからだが温まっているときが、ストレッチのゴールデンタイムです。

に目指すのは、現実的ではありません。まず、からだの緊張をほぐす方法を考えましょう。

効果的なのは、**意識して首や肩、腰の関節をほぐす運動を取り入れる**ことです。このとき、からだのどの部位に問題があるかを把握して行えればよりベターです。猫背気味の人は、肩甲骨《けんこうこつ》を内側に寄せる動作をトイレに立ったついでにしてみましょう。

寝る前のストレッチもおすすめです。風呂上がりは血行がよくなり、からだの筋肉もほぐれているのでストレッチ効果もアップします。夜は疲れてしまってストレッチどころではないという人は、昼休みやトイレ休憩などのすきま時間を活用して、からだをほぐしましょう。

からだの慢性的な緊張は、自分では気づきにくいものです。病院に行くほどの不調ではなくても、定期的に**接骨院やカイロプラクティック、フィットネスジムなどに行き、第三者に評価してもらいましょう。**

からだの緊張をほぐすストレッチ・メニュー

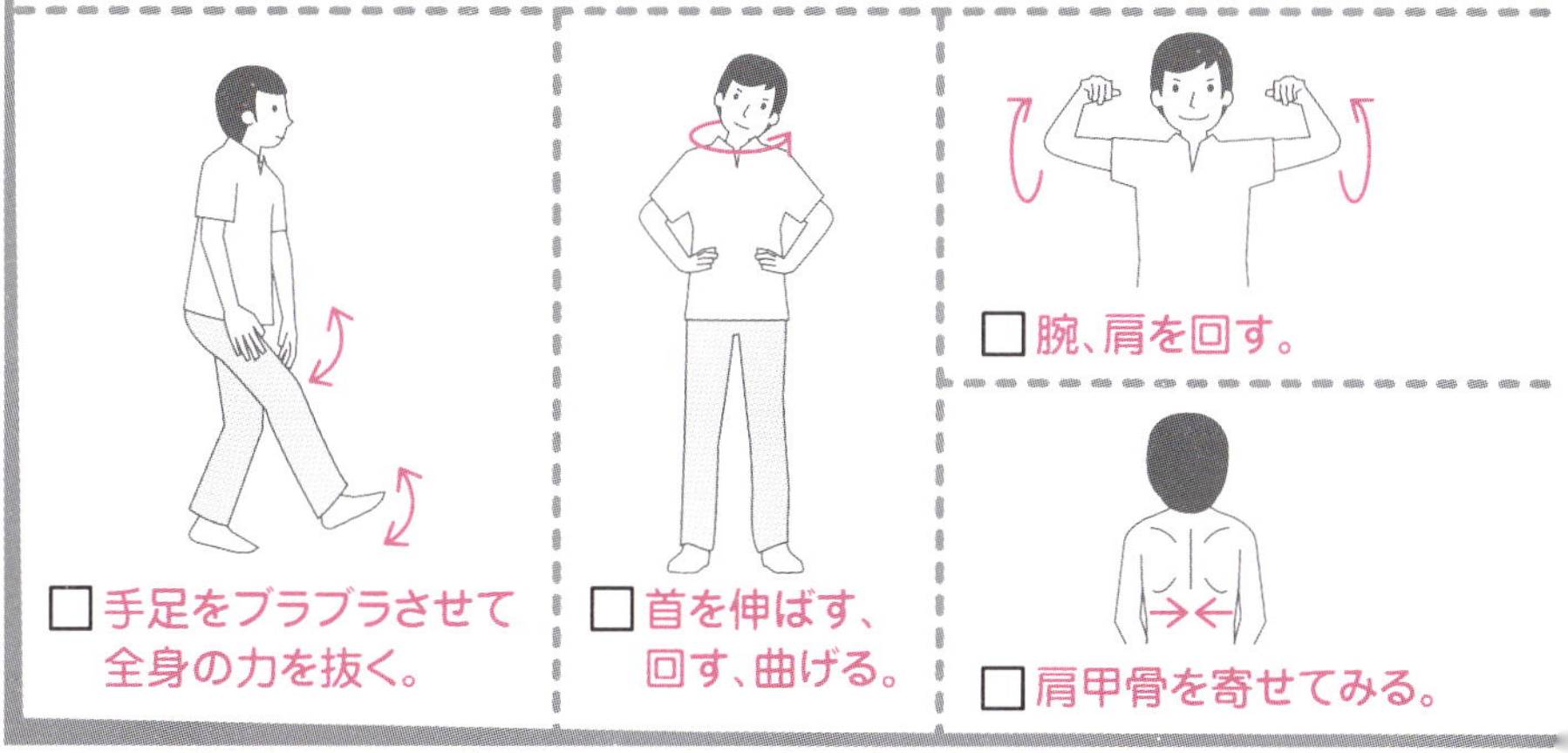
□手足をブラブラさせて全身の力を抜く。
□首を伸ばす、回す、曲げる。
□腕、肩を回す。
□肩甲骨を寄せてみる。

習慣
27

たまには「NO」と言って自分のペースとリズムを保つ

断れない「いい人」になっていませんか？

オフィスでもプライベートでも、何かと仕事を頼まれ、心身ともにキツくなっていませんか？

頼まれごとをされやすい人は、依頼されたことをやり遂げる能力があり、人柄もいいという長所があります。

いい加減な人に大切な仕事を任せようとはだれも思いませんし、いつも不機嫌でつっけんどんな態度の人には、頼みごとはしづらいもの。ですから「頼まれてばかりで貧乏くじをひいている」と悩んでいるかたは、自信をもちましょう。そうした人は、能力的にも人格的にも優れているといえるのですから。ただ、問題は頼まれすぎです。

新しい職場などでは、できるだけ断らないほうがいいでしょう。コミュニケーションがとれないうちの断りは、相手に拒絶と受け取られてしまい、今後のことを考えると得策ではありません。よほどムリな仕事でないかぎりは、引き受けたほうが好感度が上がります。

八方美人な態度が怒りの暴発を引き起こす

忙しくて本当は断りたいのに、相手との面倒な交渉を回避したくて引き受けてしまうことがあります。

しかし、八方美人であれもこれもと引き受けていると、やがて自分に業務が集中してしまいます。そうした状況を「どうして自分だけに頼むんだ！」「もしかして、嫌がらせをされている？」と被害者的に感じるようになったら要注意です。あなたの内に潜む怒りが、衝動的に爆発してしまうかもしれません。**ときには引き受けない勇気も必要です。**上手な断り方を知っていると、ストレスの少ない暮らしが送れます。

ときには共感しつつ上手に断る

まず、断るにしても相手の頼みごとを**聞く態度を示すことが重要**です。あからさまに忙しがったり、いきなり拒絶するのはNG。

話をよく聞いて共感したうえで、「申し訳ないのですが」と切り出します。最後に「今は難しいですが、いついつならこんなことができます」など、建設的な提案も心掛けましょう。**相手への心配りを言葉にすることは、今後の人間関係をいいものにするはずです。**

自分に受けられない事情があるように、相手にも頼みたい事情があるのです。しかも頼む側は、「迷惑かもしれない」と心配しながらお願いしているのかもしれません。相手のストレスも理解して、気配りを忘れないことが大切です。

Doctor's Advice

「頼まれやすい」のはあなたの美点です。断り方さえ覚えればいいのです。

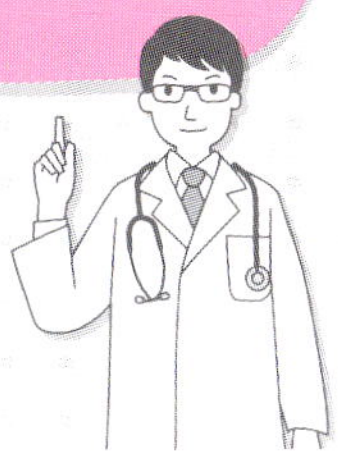

頼まれごとをされやすい人

＝

- 人柄がいい
- 依頼されたことをやり遂げられる

↓

「頼まれやすい」ことを悩む必要はナシ！ただし頼まれすぎには要注意。

上手に断れる人になる5段階レッスン

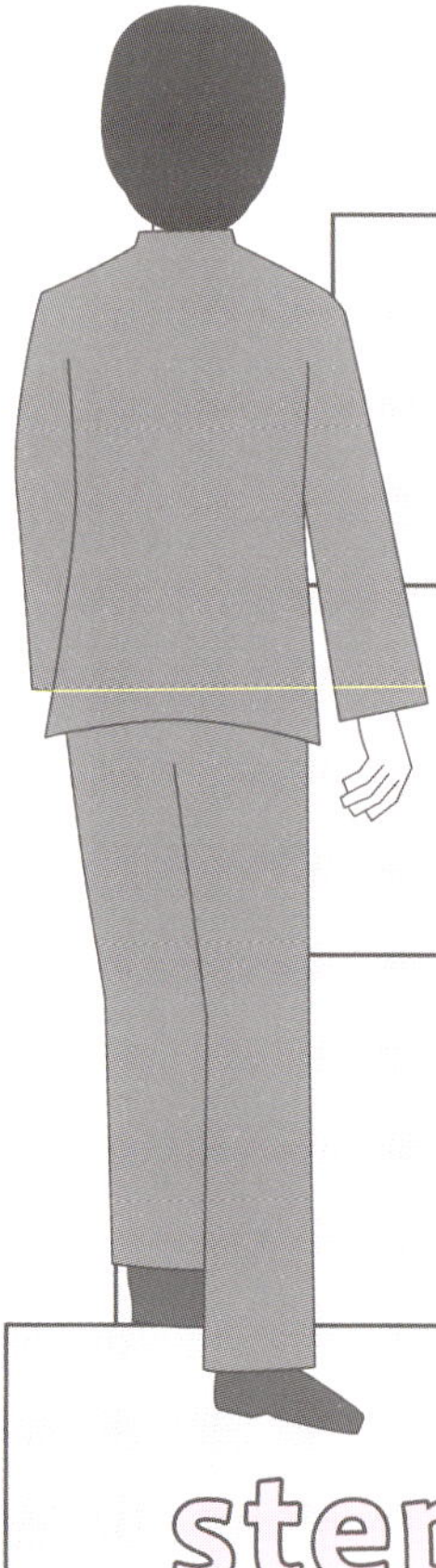

5

相手の立場を思いやる
言葉も差しはさむ。

Point 「迷惑かも」と思いつつ頼んでいる
相手のストレスもわかってあげましょう

4

相手の言うことに充分耳を傾け、
関心のある態度を見せる。

Point ただ断るのではなく、
建設的な代替案を提示

3

ほかの人にもできることならば、
マイルドな口調で断る。

Point 相手への心配りを
忘れずに

2

「今はダメだけど○日後なら
できる」などと説明する。

Point いきなり「できません」と
拒絶するのはＮＧ

step 1

はじめのうちは、
なるべく断らない。

Point 断るのは人間関係を
ある程度、築いてから

どんな言い方ならOK? カドの立たない断り方

NGパターン

上司 「ちょっと頼みたいことがあるんだけど、いいかな」

あなた 「すいません、今、忙しくてちょっとムリです!」

上司 「あっ、そう……（そんな言い方しなくてもいいだろう!）」

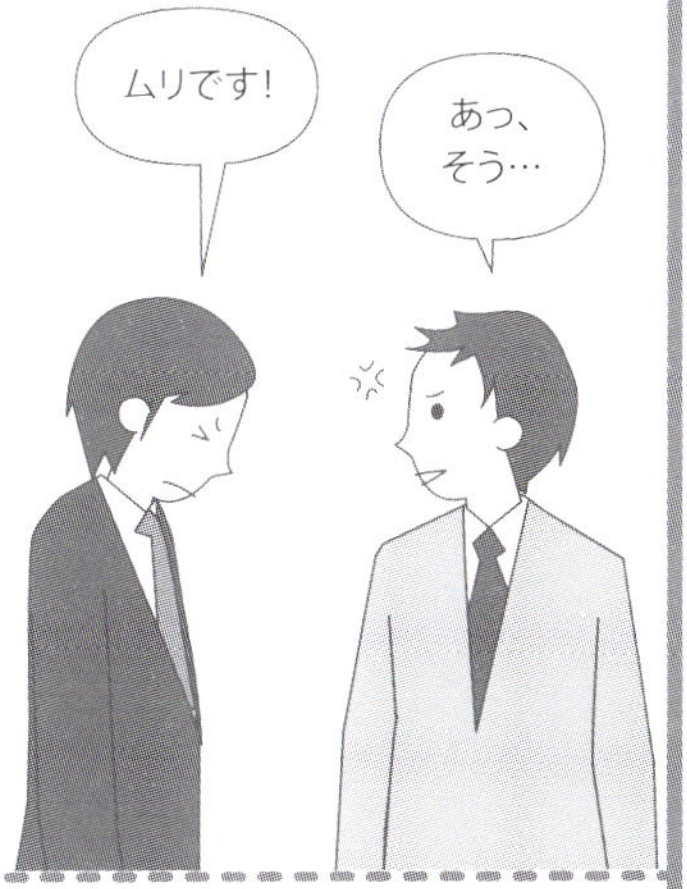
ムリです!
あっ、そう…

OKパターン

上司 「ちょっと頼みたいことがあるんだけど、いいかな」

あなた 「はい、何でしょう?」

上司 「この書類を17時までにつくって、5部出力しておいてくれるかな?」

あなた 「申し訳ありません。今、同じ時間に〆切の書類作成を抱えていまして、17時までには難しいです。明日午前中まででよければ受けられますが」

上司 「そうか。じゃあ、ほかの人をあたってみるよ」

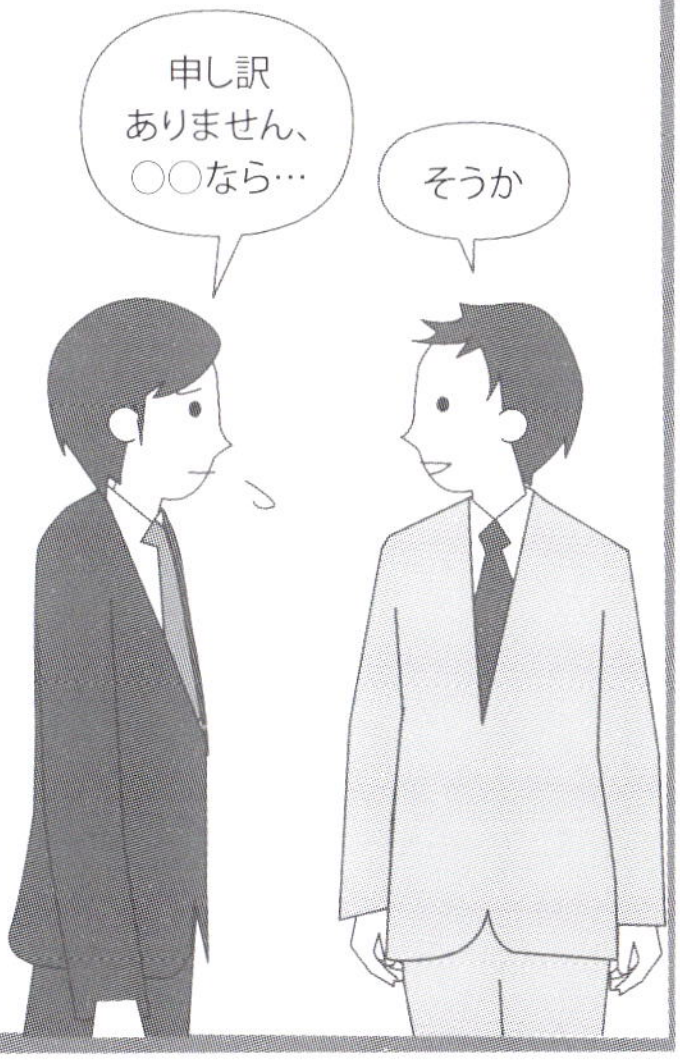
申し訳ありません、○○なら…
そうか

習慣28

おしゃれに気をつかって元気になる

気分はファッションに表れる

ハイテンションな躁状態と、落ち込んでいるうつ状態をくり返す双極性障害（躁うつ病）という病気があります。この患者の状態は、服装で見当がつきます。躁状態は鮮やかな色合いの服装、うつ状態は逆にモノトーンの地味な服装になります。

ここまで極端でなくても、**気分はファッションに反映され、ファッションで気分も変わります**。

毎日の仕事に疲れ、おしゃれにいい加減になっていることに気づいたら、おしゃれに力を入れてみましょう。

月曜日が苦手な人は、お気に入りの服やビビッドな色合いの服で出勤し、翌日は対照的にシックにまとめると、気持ちにメリハリがつきます。

ワードローブを見直すと気分も変わる

ファッションは自己表現手段であると同時に、相手のセンスを知るツール。見た目が第一印象の大部分を決めることは、実験で証明されています。

クローゼットを開けてワードローブを点検しましょう。同じような色、デザインばかりなら、たまには別の服に挑戦するのもいいかもしれません。

靴やバッグのお手入れも忘れずに。おしゃれをしても靴がきたなくては台無しですし、ものを大事にすることで精神的にも落ち着きます。

不要なものを捨てる「断捨離《だんしゃり》」も効果的。何年も使っていないものなら、**思い切って捨てる勇気をもちましょう**。消耗品と割り切って処分したほうが、結果的にプラスにはたらきます。

おしゃれで気持ちを明るくするプログラム

- 月曜日はお気に入りの明るい色調の服を選ぶ。
- シックに装う日、カジュアルな服でリラックスする日など、TPOに合わせてお気に入りの服を何枚か用意しておく。
- ときにはファッションの「断捨離」を。
- ブランド物にはこだわらなくてもOK。

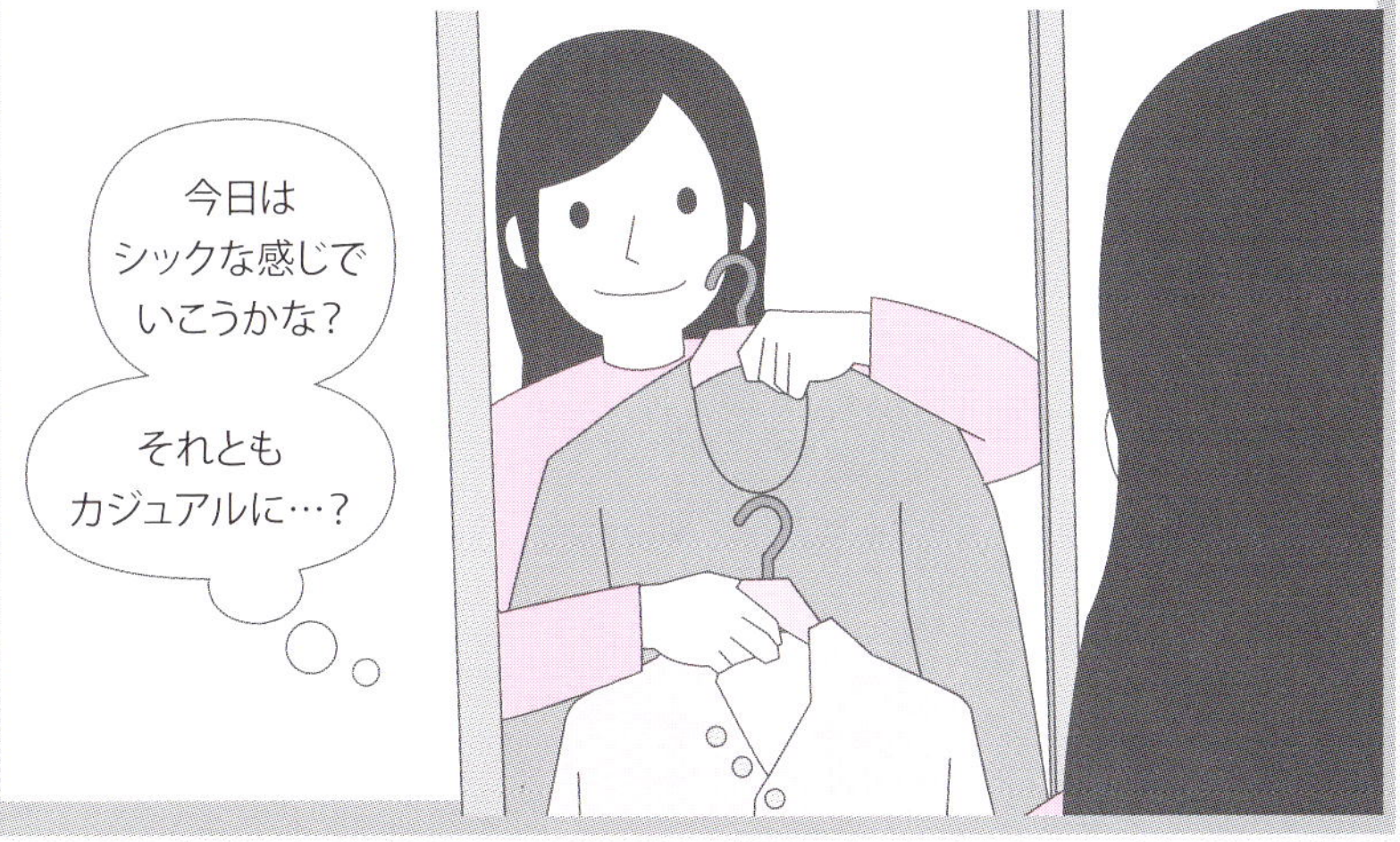
今日は
シックな感じで
いこうかな？
それとも
カジュアルに…？

Doctor's Advice

買い物ばかりでなく、ワードローブの整理や
靴やバッグのメンテナンスも。
そしてときには捨てることも忘れずに！

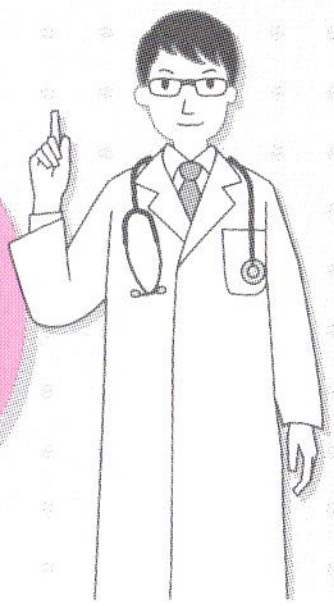

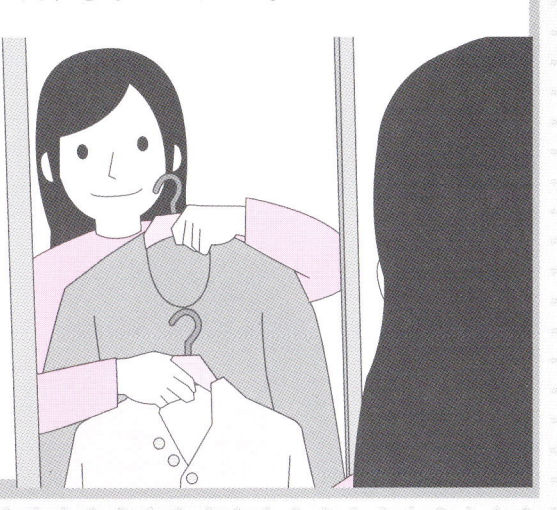

習慣 29

疲れを溜めないためには、日、週、月、年の単位でリズムをつくる

音楽同様、人間にもリズムが大切

仕事のできる人は、仕事の目標を短期、中期、長期に分けているものです。長期の目標をもちながら短期目標もこなしていく。同じように、こころの疲れを軽くするためにも、短期、中期、長期のプランを組むことができないでしょうか。**日、週、月、年の単位で考えてみましょう**。

日の単位では、からだの日内リズムに沿った生活スタイルが、いちばん疲れない方法です。**朝は決まった時間に起き、3食きちんととり、決まった時間に寝る**。なるべく一定のリズムを維持するのがコツです。

ただし、朝型か夜型かによってからだに合ったリズムは変わってきます。自分の活動力が上下す

期間別のリセット・プログラム

1日単位

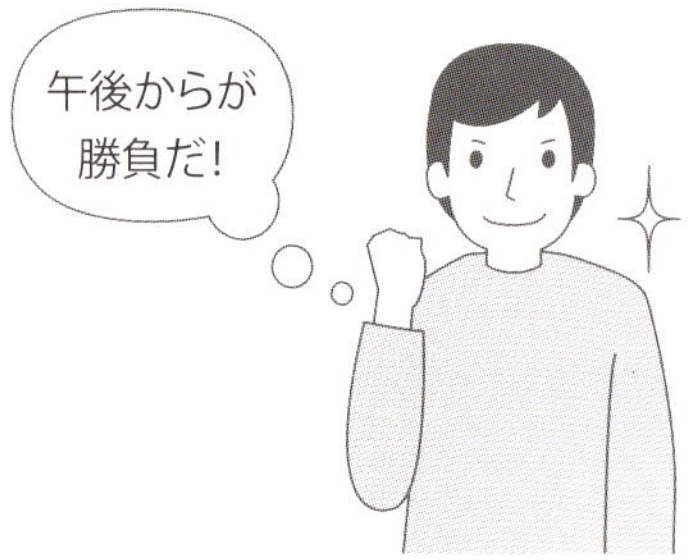

- 決まった時刻に起きて、決まった時刻に寝る。
- 自分の活動力の上がる時間帯、下がる時間帯を知っておく。

る時間帯を知っておくのも重要です。

30〜40代は朝型にシフトするチャンスです。年齢とともにだんだん夜更かしがキツくなってくるからこそ、自然に朝型にシフトしやすくなっていくのです。

昼夜の区別のない現代では、多くのシフトワーカーが活躍しています。日勤や夜勤で働くシフトワーカーは、心身の不調をきたす確率が高いという研究があります。日勤の後は準夜勤、その後夜勤というふうにリズムを順々にずらすことができると、負担が軽くなります。

週でいちばん疲れる日には早帰りする

週単位は、いちばん考えやすいリズムです。患者さんを診察していても、調子と曜日の関係はさまざまなようです。「月曜日が週のはじめでキツい」「週の半ばに疲れが出る」「週末が近づくとバテてくる」など、本当にいろいろです。

あなたにとって**いちばん気の重い、疲れる曜日は何曜日ですか？　その日は、早めに帰れるよう**

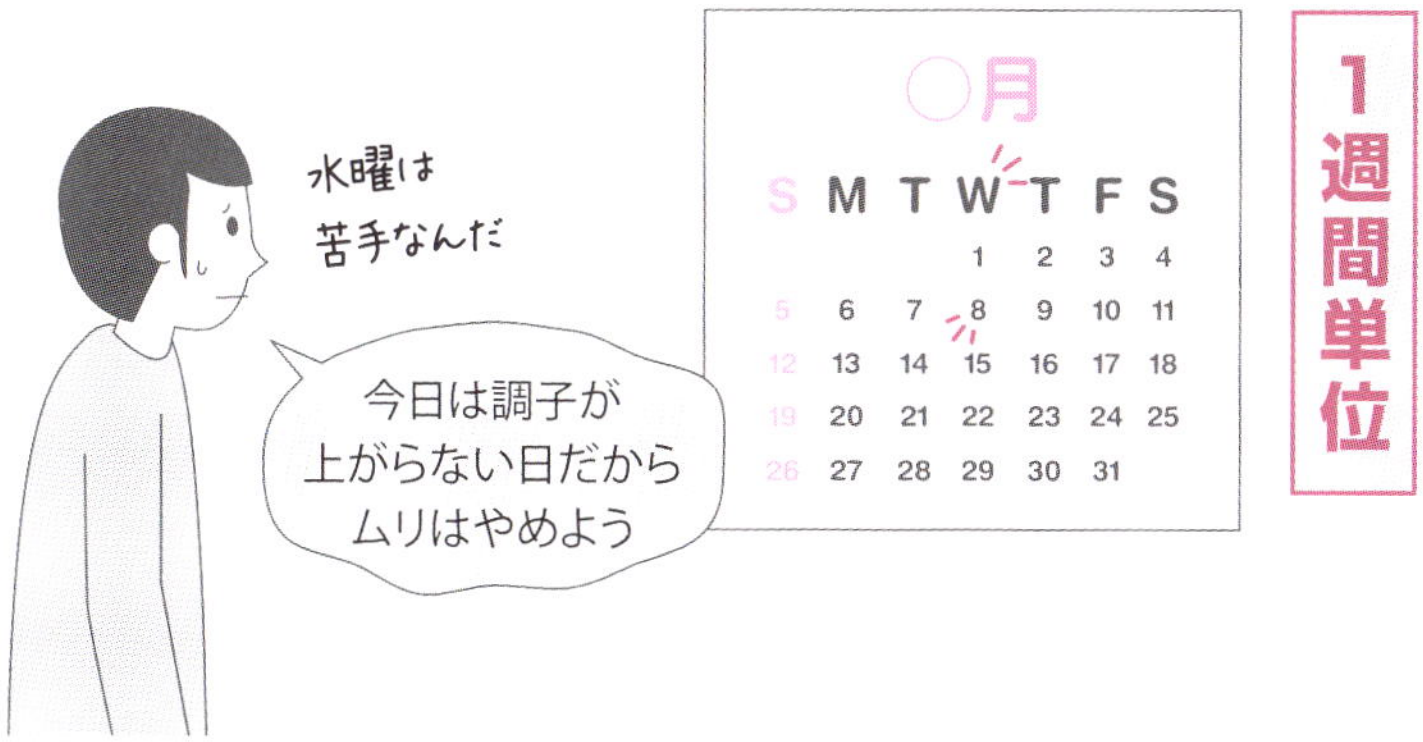
1週間単位
○月
S M T W T F S
1 2 3 4
5 6 7 8 9 10 11
12 13 14 15 16 17 18
19 20 21 22 23 24 25
26 27 28 29 30 31
水曜は苦手なんだ
今日は調子が上がらない日だからムリはやめよう

- 調子のいい曜日を知る。
- オフの日はちょっと寝坊。
- 疲れる曜日はムリせず早く帰って休息をとる。

に準備を進めましょう。周囲にも、この曜日は早めに帰ることをそれとなく伝えておきましょう。それが職場の暗黙の決まりのようになってくればしめたものです。

月経前症候群には医学も歯が立たない？

月の単位が重要なのは、何といっても女性です。生理のリズム、特に生理前の不調「月経前症候群」に悩むかたも少なくありません。黄体ホルモンの分泌量が増えることで、イライラ、不安、ダルさ、眠気が強くなります。

ホルモン置換療法や漢方薬による治療法もありますが、生理は現代医学、東洋医学でも完璧なコントロールは未だにできていません。治療よりも、生理前は予定をセーブするなど、生理リズムに合わせて行動をマネジメントするほうが現実的です。

苦手な季節は休暇を入れて乗り切る

ビジネスパーソン、学生では、1年の時期によっても、心身の余裕に差が見られます。学生の「五月病」がいちばん有名です。

1ヶ月単位

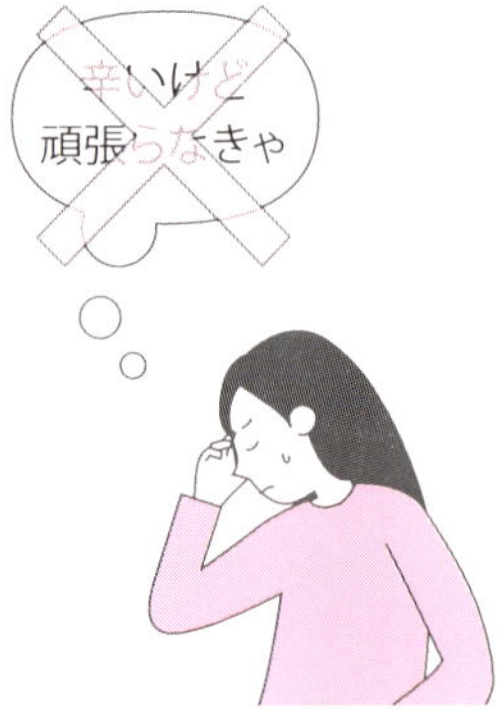

• 女性の場合、生理前はムリなスケジュールを避ける。

1年単位

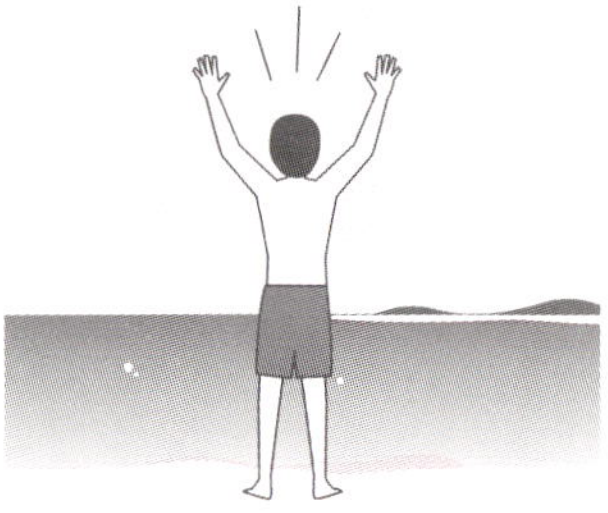

• 長期の休みは、余裕のあるうちに楽しい予定を計画して入れてしまう。

わたしの担当しているある患者さんは、会社が6月決算なので、株主総会前の5、6月が非常にキツいそうです。人事を担当されている患者さんは、来春に向けた秋冬に神経を使うといいます。一般的には、人事異動という環境の変化の大きい3、4、5月に疲れがくるように思えますが、人それぞれです。

夏休みなど長期休暇には、予定を入れて日程を確保し、リフレッシュするよう努めましょう。**余裕のある時期にレジャーの話を決めてしまうのが、コツです**。でないとつい先延ばしになり、何の予定も立てないまま休みに突入ということになってしまいます。

週のリズムはコントロールできても、1年となると意識することはあまりないと思います。**得意な季節は積極的に楽しんで、ちょっと苦手な時期はゆったりすることを心掛けてください**。

自分の日、週、月、年のリズムを、再確認してみましょう。

Doctor's Advice

休みの計画を考えるのも、仕事を頑張るのと同じくらい大切です。

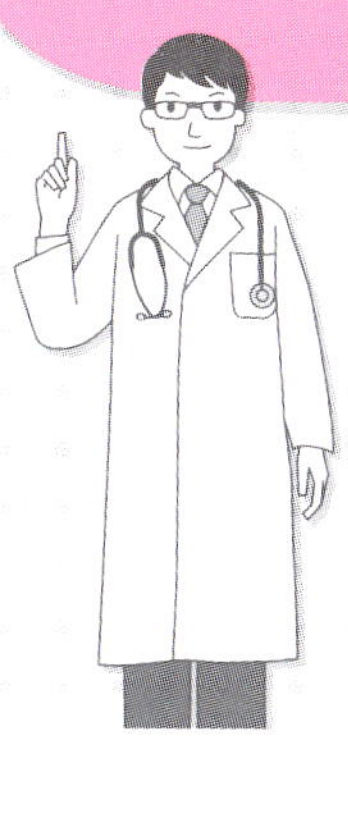

※こころの疲れを軽くするために、短期、中期、長期でプランを組みましょう！

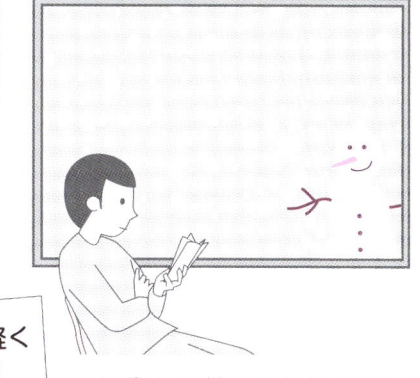

- 得意な季節は思い切り楽しみ、苦手な時期はゆったりすることを心掛ける。

疲れをスッキリとるコラム 3

交感神経と副交感神経はアクセルとブレーキのようなもの

この本のなかにたびたび登場する「交感神経」「副交感神経」という言葉、聞いたことがあるかたも多いでしょう。

昼間の時間帯、からだを活発に動かしているとき、大切な仕事で緊張しているときなどには交感神経がはたらいています。スポーツをしているときと同じく、血圧が上がり鼓動が速くなり、からだは興奮した状態になります。アドレナリンやノルアドレナリンという神経伝達物質の作用で「戦うか逃げるか」という事態に反応するための用意を、からだが整えているのです。

副交感神経は、交感神経とは逆に、夜の時間帯、リラックスしているとき、食事中、睡眠中などにはたらく神経です。アセチルコリンという神経伝達物質が作用して活性化します。リラックスというと、無条件によい神経系のようにも思えますが、副交感神経が優位にはたらきすぎると血圧や血糖値が下がり、呼吸も抑制され心臓の拍動は遅くなって、逆にバランスが崩れてしまいます。

交感神経と副交感神経のはたらきは、よく、車のアクセルとブレーキの関係にたとえられます。

どちらかしかないようでは、車の運転はできません。

それと同じように、自律神経系のはたらきは、交感神経と副交感神経がバトンタッチをくり返しながら、わたしたちがからだという車を事故なくスムーズに運転できるように、コントロールしているのです。

4章

こころとからだの不調をリセットする 12のレシピ

ダルい、食欲がない、眠れないを甘く見ない
イライラ、集中力のなさは「こころの疲れ」を疑う
「好きなこと」を楽しめなくなったら生活リズムを整える
肩凝り、腰痛を軽く考えない
「よくある頭痛」とあなどらない
目がかすんできたら、遠くの景色を見る
上手に水分をとって疲れを癒す
豚肉、豆類、牡蠣、生姜……疲れをとる食材を腹八分目で食べる
お腹の調子でこころの調子に気づく
かつおぶしを使って食欲をコントロールする
脳にいい食べ物で、こころをヴァージョン・アップする
サプリメントに頼らず、偏らない食事を心掛ける

習慣
30

ダルい、食欲がない、眠れないを甘く見ない

ちょっとした不調を見過ごしていませんか？

疲れやストレスを溜め込むと、からだに異常が現れます。頭痛、腰痛、肩凝りはわかりやすいサインです。ほかにも、

・風邪をひきやすい、ひくとなかなか治らない
・便秘や下痢など腸の不調
・動悸がする
・睡眠が浅い

なども一種の疲労です。

なかでも厄介なのは倦怠感。全身倦怠感の背後には、肝臓病や腎臓病などが隠れていることがありますし、うつ病にも倦怠感はつきものです。

あなたの疲労度は何点くらい？

機械で客観的、数値的に疲れを計測することはできませんが、疲れの状態を知る方法はあります。

どの病院でも必ず患者さんに確認するのは、食欲と睡眠です。これらに問題はないでしょうか？返答につまったり、心当たりのある人は、疲れている可能性が高いといえます。週に1度でも自分のからだの声に耳を傾けてください。

「今週は飲みすぎた」「生活が不規則だった」など、気づいた点を、家族に話したり、自分で記録したりします。習慣1でご紹介したチェックリスト（11ページ）を参考にしてもいいですし、疲労度を5段階で自己採点してみるのもいいでしょう。まめなチェックが大切です。

全身倦怠感、食欲、睡眠。最低でもこの3点はいつも注意するのが、セルフチェックの原則です。

「お疲れさま」度チェックリスト

・今週の疲労度を5段階で採点すると?

1	2	3	4	5
元気に過ごせている。	多少の疲れはあるが、夜きちんと寝れば翌日には元気を回復できる。	1週間の疲れが溜まっていたが、休日にしっかり休んだら回復した。	休んでも多少疲れが残っている。	休日明けでも、かなり疲れている。

・今週の食欲不振度を5段階で採点すると?

1	2	3	4	5
何でも美味しく食べられる。	普通に食べている。	好きなものなら食べられるが、食欲はやや落ちている。	軽いものなら食べられるが、食欲はあまりない。	食欲がない。好きなものも美味しいと感じられない。

・今週の睡眠不足度を5段階で採点すると?

1	2	3	4	5
毎日7時間以上しっかり眠れ、寝起きもさわやか。	睡眠時間は短めだが、熟睡できている。	多忙で、睡眠不足の日が3日以上あった。	平日はいつも寝不足。	1週間ずっと睡眠不足だった。

・風邪のひきやすさを5段階で採点すると?

1	2	3	4	5
風邪はめったにひかない。	たまにひくが、特に何もしなくても数日で治る。	たまにひくが、薬を飲むなどすれば数日で治る。	以前にくらべ、よく風邪をひく。	年に何回も風邪をひくうえ、治るのに数週間以上かかる。

Doctor's Advice

自分に「疲れてる?」と問いかけて、すぐ「NO」と答えられなければ、疲れている証拠です。自分を休ませることを、真剣に考えましょう。

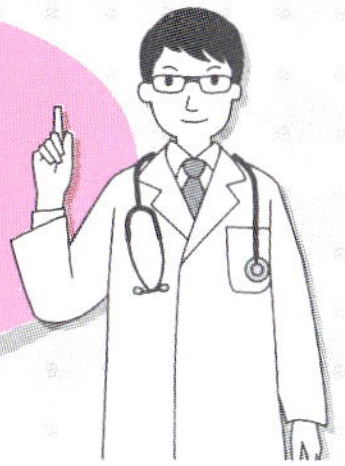

習慣

31

イライラ、集中力のなさは「こころの疲れ」を疑う

「もっと頑張らないと」が口グセなら要注意

現代はこころの疲れる出来事があふれています。顧客の要望が増すいっぽうで、現場の人材や給料、休みは減り、仕事と疲れは溜まるばかり。からだが疲れるのはもちろんですが、**やってもやっても終わらない仕事や報われない頑張りは、こころのパワーを削り取ってしまいます。**

「疲労感」「ダルさ」といったからだの疲れは、こころの疲れからきている場合も多いのです。こんなときは、「もっと頑張らなきゃ」とつぶやいても逆効果。

こころとからだは、きっちり分けることが難しいもの。ビタミン剤で解消できず、病院でも異常なしと言われる疲労感、倦怠感は要注意です。

うつはだれでもなる可能性があります

心身の疲労でいちばん注意すべきなのは、「うつ病」です。平日は忙しいが、休日はリラックスできる。仕事は多忙だが、趣味も充実している。子育てが大変でも、やっぱり家庭は宝物だと実感することも多い。こういうかたは心配ありません。

逆に、**朝起きてもやる気が出ない。趣味もやる気が起きない。集中力がない。すぐにイライラしてしまう。体調もよくない**……こんなかたは要注意。食べられるけれど美味しくない、眠れるけれど睡眠が浅い、これも疲れのサインです。

疲労感が強まりすぎると、自分が疲れていることがわからなくなります。そして心身の病気を引き起こしてしまいます。

こころの疲労度チェックリスト

- [ ] 物事に対してほとんど興味がない、楽しめない。
- [ ] 気分が落ち込む、ゆううつになる、絶望的になる。
- [ ] 気力がなく、疲れた感じが続いている。
- [ ] 寝付きが悪い、途中で目が覚める、逆に眠りすぎる。
- [ ] 食欲があまりない、あるいは食べすぎてしまう。
- [ ] 読書やテレビ、ネットなどに集中することが難しい。
- [ ] 自分自身をダメな人間だと思っている。家族、職場に申し訳ないと思っている。
- [ ] 他人からおかしいと思われるくらい、話し方や動作が遅くなる。あるいは、イライラして落ち着かなくなり、ウロウロすることが多い。

Doctor's Advice

5つ以上の項目にあてはまり、
それが2週間以上続くようなら、
精神科・心療内科に相談してください。

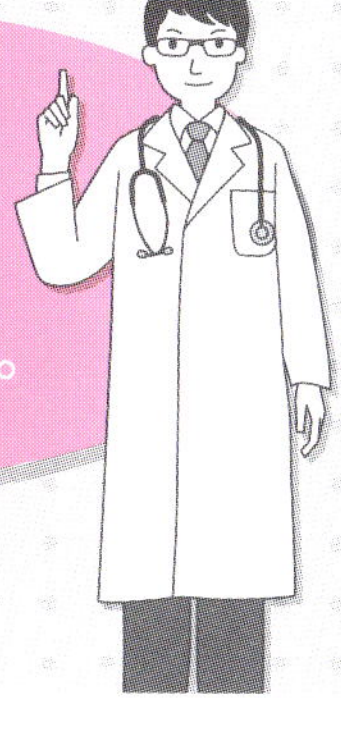

習慣
32

「好きなこと」を楽しめなくなったら生活リズムを整える

「億劫」「面倒」「やる気が出ない」は黄信号

「最近、好きなことをするのも億劫」という人はリスキーな状態。うつ病の二大症状のひとつ「興味・関心の喪失」にあたります。アメリカ精神医学会の「DSM」という診断マニュアルでは「抑うつ気分」と「興味・関心の喪失」のどちらかがあることがうつ病の診断基準になっています。

「趣味や興味のあることを楽しんでいますか?」と聞かれ、「忙しくてなかなか……」と答えるかたはまだ大丈夫。でも「億劫」「面倒くさい」「やる気が出ない」という場合は注意が必要です。

生活リズムを整える、食べる、歩く、よく眠る

好きなことを前ほど楽しめないと感じている場合、何かひっかかっていることがありませんか?

もしあるなら、紙に書き出しましょう。白い紙に、自由に絵を描くような気持ちで書いてみましょう。箇条書きにする必要はありません。

これといったストレスは思いあたらなくても、動くのが面倒で、休日も自宅に引きこもりがちになっているとしたら、うつ状態の症状にあてはまります。初期の軽いうつの処方箋は、生活リズムを整える、食事をきちんととる、ウォーキングやストレッチなどの運動をする、朝の光を浴びる、睡眠を充分にとる、などです。

行こうかどうか迷うお誘いは、ときには断る勇気をもちましょう。こういうときは、他人と話すのが苦痛なもの。自分の時間を増やすことが、生活リズムを整えることにつながります。

最近、好きなことも楽しくない

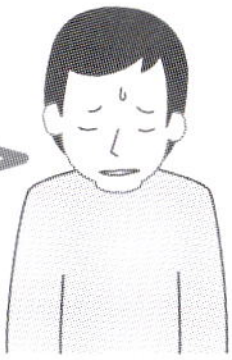

そんなときは…

対処法1
不安や心配ごとを白い紙に書いてみる。不安やモヤモヤしていることを、自分の脳から外部に移してみるだけで、違ってきます。

対処法2
朝食、昼食、夕食をきちんととる。

対処法3
睡眠時間を充分にとり、生活リズムを一定に保つ。

対処法4
ウォーキングやフィットネスジムに行くなど、運動の時間をつくる。

対処法5
他人からの誘いは、迷ったらやめて自分の時間を大切にする。

Doctor's Advice

「億劫」「面倒」は見過ごせないサインです。
気になっていることや生活習慣を
紙に書き出して見直し、
元気な自分を取り戻しましょう。

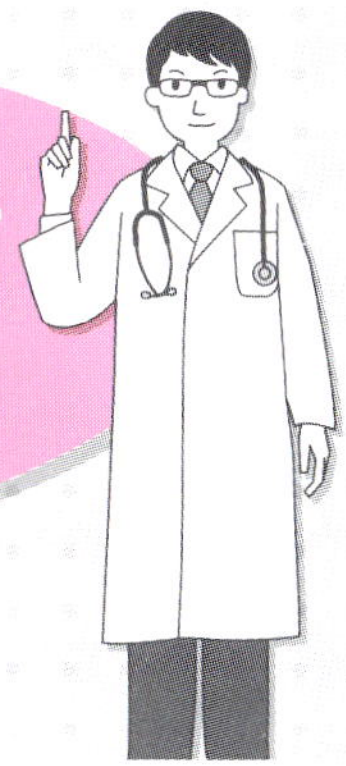

習慣
33

肩凝り、腰痛を軽く考えない

長時間、同じ姿勢をとる恐ろしさ

パソコン業務など長時間のデスクワークで辛いのは、目、そして肩と腰でしょう。

自覚がなくても凝っていることもあります。肩凝りの存在にすら気づかないのは、症状がより重いからかもしれません。そういうときは、**ほかの部分の負担が、肩にきている場合もあります。**

「たかが肩凝り」と軽く考えて放置してしまうと、首から腰までの脊椎《せきつい》が変形し、年を取ってから苦しむことになるかもしれません。

脊椎は首から腰までつながっています。肩凝りは肩だけでなく、首や腰にも負担をかけている可能性があるのです。

できるだけ、姿勢には気をつけて日々を過ごし

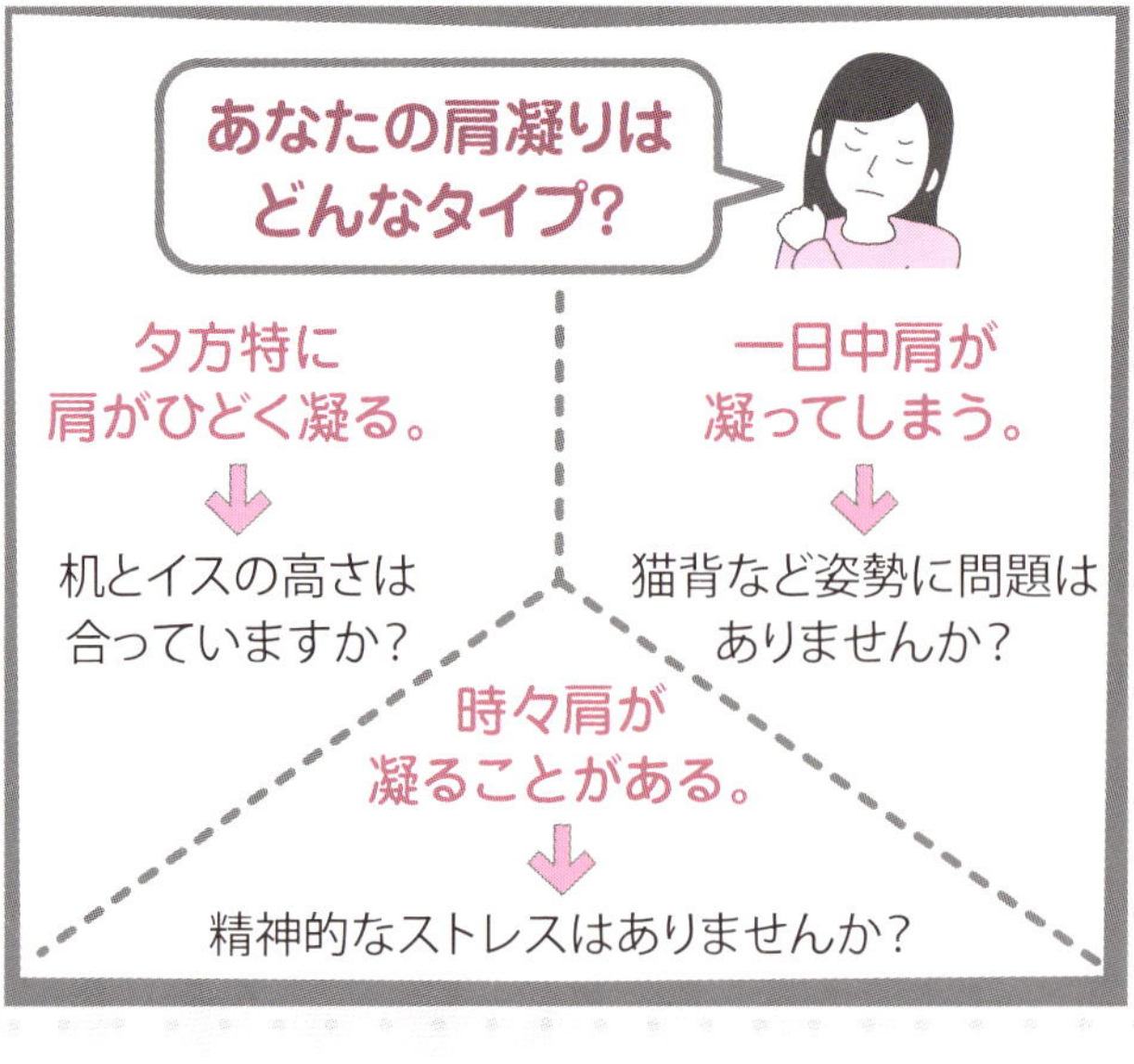

あなたの肩凝りはどんなタイプ?
夕方特に肩がひどく凝る。
机とイスの高さは合っていますか?
一日中肩が凝ってしまう。
猫背など姿勢に問題はありませんか?
時々肩が凝ることがある。
精神的なストレスはありませんか?

たいものですが、気分が落ち込んだり、ストレスがあったりしても姿勢はうつむきがちになります。

からだだけに症状が現れる「うつ病」

最近は、沈んだ気分やひどい落ち込みなどの精神的な症状はまったくなく、頭痛や腰痛など身体的症状しか現れないうつ病も増えています。**こうした状態は「身体表現性障害」と呼ばれます。**検査をしても何ともないと言われ、からだの不調も治らない、辛い状態です。

気の合う友人と食事に行く、家族と旅行に行く、ひとりでゆっくり過ごすなど、リラックスできる時間をつくるようにしましょう。適切な治療と休息をとることはもちろん、不調のことばかりを考えすぎないよう気持ちの切り替えが大切です。

肩凝りや腰痛が気になったら、座り続ける時間を短く区切って歩く時間を増やしましょう。90分が人間の時間サイクルの単位と言われます。**90分座ったら15分歩く。**正確にはできないでしょうが、このリズムを忘れないでおきましょう。

Doctor's Advice

肩や腰の凝りを感じたら、15分でいいので歩いてみましょう。
からだのことを考えず、違うことを考えて歩くのがコツです。

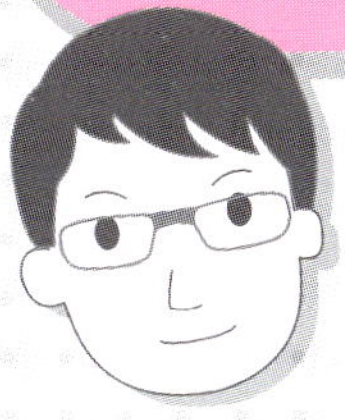

危険な腰痛チェックリスト

- □ 安静にしていても痛い。
- □ 痛くて寝返りが打てない。
- □ 足裏の感覚がない。しびれる。力が入らない。
- □ うまく歩けない。
- □ 排尿や排便がスムーズにできない。

※このような腰痛があったら、整形外科に相談してください。

習慣

34

「よくある頭痛」とあなどらない

緊張型頭痛と片頭痛を見分けるには

頭痛に悩まされている人は少なくありませんが、よく見られるのは頭が強烈に締め付けられるように痛み、肩凝りとあわせて起こることが多い「緊張型頭痛」です。頭に巻いたバンドで締め付けられるような強烈な痛みが生じます。

肩凝り以外に、吐き気がひどい、天気の悪い日に必ず痛む、頭痛の前に奇妙な光が見える、などの症状があるなら「片頭痛」を疑うべきです。

片頭痛はほかの頭痛とメカニズムが違い、治療薬が異なります。そのため頭痛のタイプを見分けることが重要ですが、はっきり区別できる検査が少ないため、頭痛症状の経験と知識が豊富な医師にかかるのが、いちばんの早道です。

すぐに医者に行ったほうがいい怖い頭痛は？

片頭痛や緊張型頭痛では死にませんが、**危険なのは、クモ膜下出血や脳腫瘍です**。前者は血管にできた脳動脈瘤《りゅう》に血液が溜まり、風船が破裂するように出血します。多くは昏睡状態になりますが、軽症の場合、歩いて来院し、検査で出血がわかることもあります。

脳腫瘍も、朝に吐き気をともなう頭痛が起きやすくなります。また、腫瘍の場所によって言葉が出なくなる、視野の半分が見えなくなる、急にボケてくるなどの症状もあります。

うつ病の可能性もあります。うつ病の診断基準には、「原因のはっきりしないからだの不調」という項目があり、頭痛もそのひとつなのです。

緊張型頭痛	片頭痛
締め付けられるような痛み ↓ **筋肉の緊張を和らげる薬**	ズキンズキンと脈打つような痛み ↓ **血管を収縮させる薬**
特徴	特徴
□ 後頭部、両側の側頭部が締め付けられる。	□ 吐き気をともなう。
□ 月に数回、くり返す。	□ 痛くなる前に光が見えたり、光に過敏になったりする。
□ 肩凝りといっしょに起こりやすい。	□ においが気になることがある。
□ 運動をしても悪くはならない。	□ 天候に左右される。
□ 我慢できないほどではない。	□ 寝すぎると悪くなる。

Doctor's Advice

吐き気がある、段違いにひどいなど、「普段と違う」頭痛を感じたら、頭痛に詳しい医者にかかりましょう。

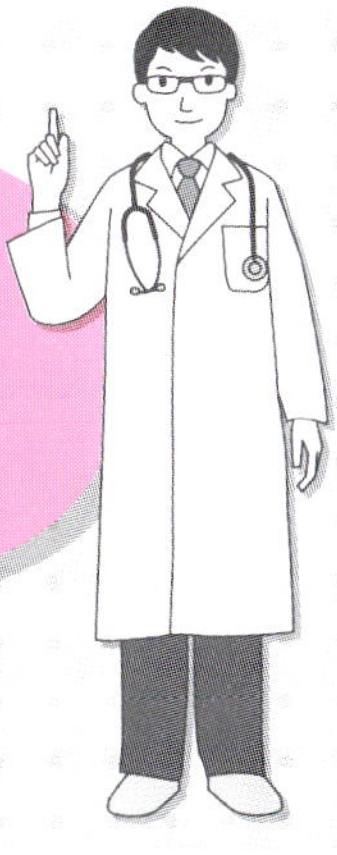

習慣
35

目がかすんできたら、遠くの景色を見る

テクノストレス症候群に注意

「テクノストレス」とは、コンピュータなどへの過剰適応や、逆に適応できずに生じる心身の問題のこと。1984年にアメリカの心理学者クレイグ・ブロードが名づけました。日本では職場にパソコンが導入された1990年代半ばに、成城墨岡クリニックの墨岡孝先生が「テクノストレス症候群」を取り上げ、関心が高まりました。

テクノストレス症候群のひとつに、VDT(Visual Display Terminal)症候群があります。パソコンのディスプレイなどを長時間見続けることで、こころとからだに支障をきたし、目のかすみ、ドライアイ、肩凝り、首や腰の痛みなどが起こります。進行すると、食欲不振、ディスプレイに向かうと不安や落ち込みを感じるなど、抑うつ的になる場合もあります。

電子時代のテクノストレス対処法

現代のテクノストレスが1990年代と異なるポイントは、映像技術の進歩にあります。3D映画なども人気ですが、わたしは視覚による刺激が過度に強烈になってきていることが心配です。

目を疲れさせないためには、パソコン使用中1時間に10分の休憩をとる、軽い体操をする、遠くの景色を見る「望遠訓練」を行うことです。どうしても画面を見続けなくてはならないなら、意識的にまばたきを増やしましょう。

目の疲れは、からだだけでなく脳も痛めつけていることを、知っておいてください。

テクノストレスに負けない
リセット・プログラム

パソコンの作業中は、1時間に10分の休憩と軽い体操を入れる。

Point ディスプレイを長時間見続けない。

1日10分、遠くの景色を見る。

Point 手元ばかりでなく、遠くの景色を見る。

画面を見るときは、
まばたきを意識的に多くする。

Point 普段より2倍多めにまばたきして目を閉じる瞬間をつくる。ドライアイ予防にも効果的。

パソコン、スマートフォン画面に、フィルターを貼る。刺激の少ない電子ペーパーなどを使った機器を使う。

Point 目への刺激を低減する工夫を。

雑誌や本など紙媒体ももち歩いて、デジタル画面ばかり見ない。

Point アナログな方法で目をいたわる。

Doctor's Advice

テクノストレスは、目はもちろん、からだ、こころにも負担をかけてしまいます。
目をいたわるためにも、アナログな手段も適度に利用しましょう。

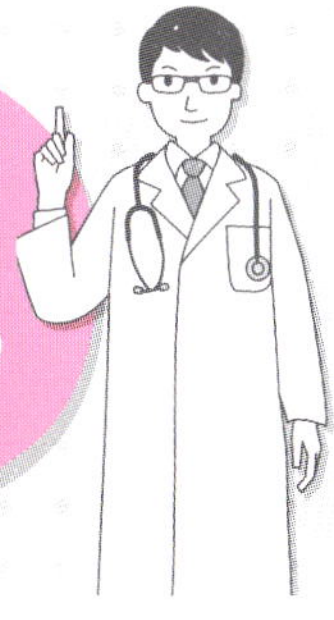

習慣
36

上手に水分をとって疲れを癒す

人間に必要な水分量はどれくらい？

成人が1日に必要とする水分は、約2リットルです。**水や飲料など液体として飲む水分は、約7割にあたる1・4リットル**と言われています。

運動などで汗をかいたら水分補給の必要がありますが、汗をかいたと感じなくてもからだの水分は蒸発します。汗をかかないからと水分をとらずにいると、からだの水分が失われ、ナトリウムやカリウムのバランスが崩れて脱水症状になります。ボーッとしたり、めまいがしてきたら要注意です。

脱水気味のときは、ナトリウム入りのスポーツドリンクを飲みましょう。人間のからだには、適度な塩分＝ナトリウムが必要です。水だけを飲むと、相対的に塩分が薄まってしまいます。

不安なときには水分をとろう

人間は不安で緊張が高まると交感神経が活発になって、汗をかいたり、唾液が出にくくなり、のどが渇いたりします。**緊張を強いられるときは、水分補給が欠かせません。**

水はカルシウムやマグネシウムの含有量で〝硬度〟が変わります。含有量が多く硬度が高いものを硬水、低いものを軟水と呼びます。カルシウムやマグネシウムには不安を和らげる効果があると言われていますから、硬水がいいようです。

就寝前にはコップ1杯程度のカフェインレスの水分をとりましょう。睡眠中も、水分はからだから失われていきます。アルコールは利尿作用があるので、飲酒後はいっそう水分が必要です。

飲み物でからだをリセットするコツ

コツ1 汗をかいたらナトリウムの入った水を飲む。

コツ2 硬水で不安を和らげる。

コツ3 入眠前のコップ1杯の水で安眠を。

コツ4 緊張する場面では、水分を補給。

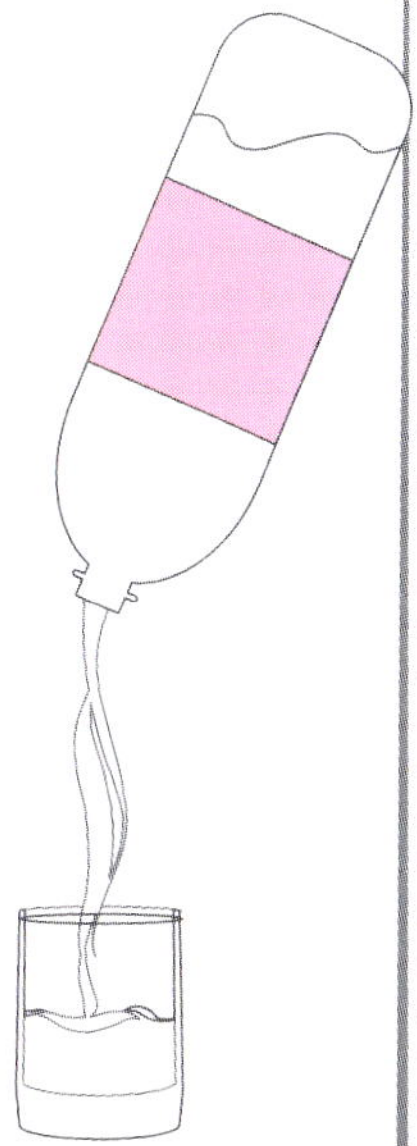

ミネラルウォーターの選び方

銘柄によって成分が異なるので、気分で選ばずに、普段飲むものを決めておきましょう。硬水、軟水の特徴を知って、自分に合ったものを選ぶのがポイント。

硬水

ミネラル分が豊富に含まれており、スポーツ後のミネラル補給、妊産婦のカルシウム補給、便秘解消、ダイエット中におすすめ。

軟水

硬水は飲みすぎると下痢をしやすくなるので、腸の弱い人には軟水がおすすめ。

Doctor's Advice

成人が1日に必要とする水は2リットルです。脱水にならないよう意識して、「いい水」を飲むよう心掛けましょう。

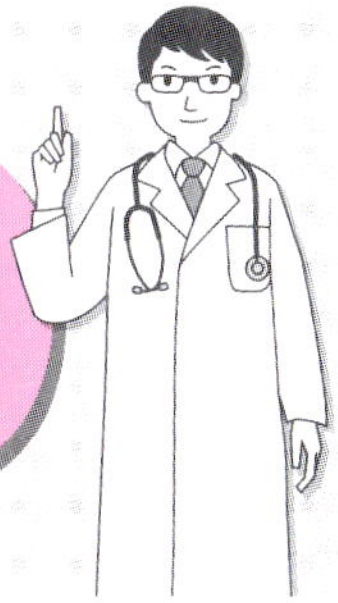

習慣
37

豚肉、豆類、牡蠣、生姜……疲れをとる食材を腹八分目で食べる

ビタミンB_1、葉酸、タウリンをとる

テレビCMで流れる食品の種類は時代の影響を受けますが、栄養ドリンクに流行は関係ないようです。元気を出したい、疲労を回復したい、滋養強壮など、人間の願望は今も昔もあまり変わらないのかもしれません。

栄養ドリンクの成分が疲れにくい食事の源です、とお教えしたのでは、つまらないと思われるかもしれません。けれど、そうした成分を毎日の食事でしっかりととることは、からだのために重要なことです。

ビタミンB群、とくにビタミンB_1、葉酸《ようさん》に疲労回復効果があるのは、よく知られている事実です。具体的には、豚肉、豆類に豊富に含まれています。牡蠣《かき》やホタテなどに含まれるタウリンも疲労回復物質として知られています。

骨も重要です。からだを支える屋台骨がもろくては、疲れもひどくなってしまいます。骨を強くするには、カルシウムだけでは不十分で、ビタミンDが必要です。ビタミンDが不足すると、カルシウムをうまく骨に合成することができなくなります。ビタミンDはレバーなどに多く含まれています。

BMIは22・5～25がベスト

健康面ではすっかり悪者にされている脂肪ですが、最新の研究では、**ある程度の脂肪量が存在したほうが、健康である**との結果が出ています。

BMIという肥満度を示す指数があります。「体

疲れやすい体質をリセットする栄養素と食材

ビタミンB_1

働き
疲労回復

多く含む食材
豚肉、豆類、たらこ

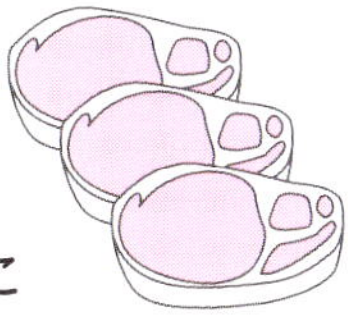

葉酸

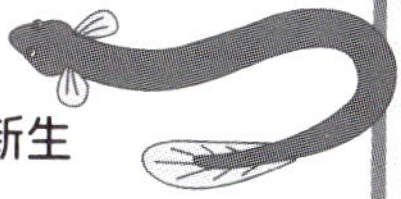

働き
細胞や赤血球の新生

多く含む食材
レバー、豆類、うなぎ、のり

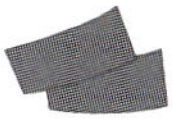

タウリン

働き
疲労回復

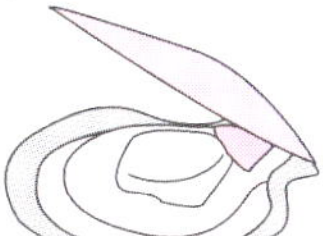

多く含む食材
牡蠣、ホタテ、サザエ

ビタミンD

働き カルシウムを骨に合成するのを助ける

多く含む食材
レバー、イワシ、キクラゲ

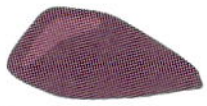

カプサイシン

働き 体温を上げる、代謝アップ

多く含む食材

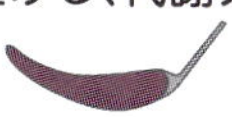

唐辛子、豆板醤・ラー油・タバスコなどの唐辛子を使った調味料

トリプトファン

働き セロトニンを合成

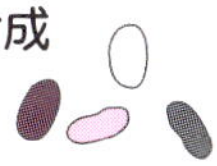

多く含む食材
豆類、かつおぶし、のり、カシューナッツ

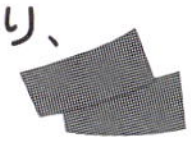

脂肪（ただし適度な量）

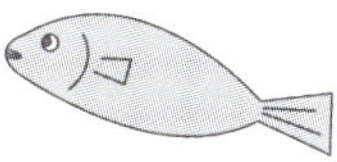

働き 血圧、体温、筋肉のはたらきをコントロール、体内のエネルギーの貯蔵など

多く含む食材 植物油、肉類、魚類など

重（キログラム）」を「身長（メートル）の2乗」で割ったものです。

BMIが高いほど肥満度が高く、BMIが22・5～25ぐらいがちょうどいいのですが、この範囲以上でも以下でも死亡率が上昇するという研究結果が2009年、国際的権威のある医学誌『ランセット』に発表されました。90万人の調査にもとづいた信頼できるデータです。スリムすぎるのも、健康にはよくないのです。

唐辛子や生姜で体温を上げる

睡眠の質をよくする食事も、疲れにくい体質になる食事と言えます。

寝る前に体温を上げると入眠に効果がありますから、唐辛子などカプサイシンの入ったもの、体温を上げてくれる生姜なども、冷え性の女性には特におすすめです。

激しい運動をするときは、麺類など炭水化物を多めにとりましょう。タンパク質は、筋肉をつくるエネルギー源です。ダイエットしたいからといって、肉をまったくやめてしまうのは、賛成できません。

豆類のトリプトファンで疲れにくく

セロトニン不足から、1の疲れを10に感じてしまうこともあります。セロトニンは必須アミノ酸のトリプトファンから合成されます。

トリプトファンをたっぷり含んでいる食材は、何といっても豆です。なかでも日本人がとりやすいのは大豆でしょう。煮豆だけでなく、サラダにも豆を入れるようにすると、日常的に豆類をとりやすくなります。豆腐も、トリプトファンを多く含む素晴らしい食品です。

バランスのとれた食事がいちばんですが、それぞれの栄養素の特徴を知っておくのはムダではありません。からだは日々の食事でつくられるのですから、栄養素に気をつけることは薬に負けないくらい重要なことです。

医者に頼るのではなく、自分で健康に気を配ることが大切なのです。

「お腹いっぱい」の食事は老化を招く

最後に、ビタミンや脂肪などに気をつけるより、もっと重要でかつ実践しやすいことを紹介しましょう。

それは**満腹になるまで食べないこと**。

満腹になる手前でやめ、腹七〜八分目にとどめておくのも、疲れない体質をつくるために大切です。サルの実験でわかった衝撃的な事実があります。満腹になるまで食べ続けたサルは、腹七分目のサルよりも、明らかに老化が進んだのです。**満腹になるまで食べる食習慣は、老化すなわちエイジングの時計を進めてしまいます**。

毎日満腹感を味わっている人は、今日からでも遅くないのでお腹いっぱいになる前に食事を終えましょう。七分目が物足りないなら、八分目で構いません。

寝る3時間前までに腹八分目の食事をとり、ぐっすり睡眠。これが効果的でいちばんお金のかからないアンチエイジング法のようです。

ばっかり食べ	+	お腹いっぱい食べる	=	老化が進む
バランスのいい食事	+	腹八分目	=	疲れにくいからだ 老けないからだ

Doctor's Advice

疲れにくいからだをつくる栄養素を含む食材を、バランスよく食事にとり入れましょう。「腹八分目」の食事は、疾病予防やアンチエイジングにも効果的です。

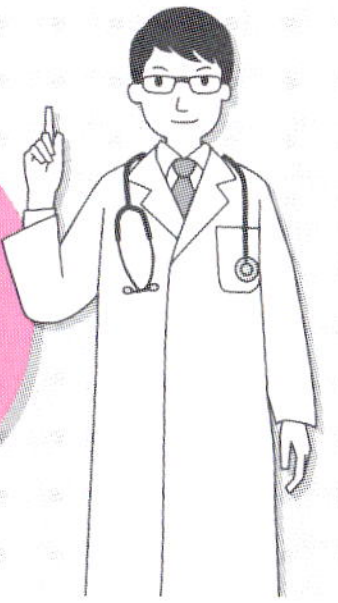

習慣
38

お腹の調子でこころの調子に気づく

ストレスから起こる過敏性腸症候群

家を出たときは何ともないのに、会社が近づくにつれ、お腹の調子が悪くなる「過敏性腸症候群」の人は、想像以上に多いようです。腹痛、下痢、便秘、ガスが溜まるなど、お腹の不調はいくつかあるのですが、内科で検査しても異常が見つからないとき、過敏性腸症候群と診断されます。

胃腸は、精神的ストレスの影響を受けやすい臓器です。過敏性腸症候群も、過労やストレスが大きな原因と考えられています。

おなかの特効薬と生活習慣チェックで治療

過敏性腸症候群の特効薬は、腸のセロトニンのはたらきを抑えるラモセトロンという処方薬。下痢が多い人に効果的です。ストレス物質のセロトニンのほとんどは、脳ではなく小腸に存在しています。**腸のセロトニンの作用が強まると下痢になってしまう**のです。ただし、女性にはラモセトロンの副作用が強く出てしまいますので、ポリカルボフィルカルシウムという薬も、過敏性腸症候群によく処方されます。これは便の水分を吸収する作用があります。男女ともに使える薬です。ほかには、消化管の動きを整える薬や抗不安薬などの安定剤、漢方薬による治療がメインとなります。

薬以外にも、食生活の見直し、**不安や悩みを他人に話す、苦手な人と距離をとる、自分の考え方を見直してみる**など、ストレスマネジメントが大切です。**自分では大丈夫と思っていても、胃腸がSOSを発している**ことも珍しくないのです。

過敏性腸症候群って?

主にストレスが原因で、下痢や便秘、腹痛などをくり返す疾患です。通勤、通学の途中の腹痛、大事な試験や会議前にお腹をくだすなどの症状が頻繁に起こります。

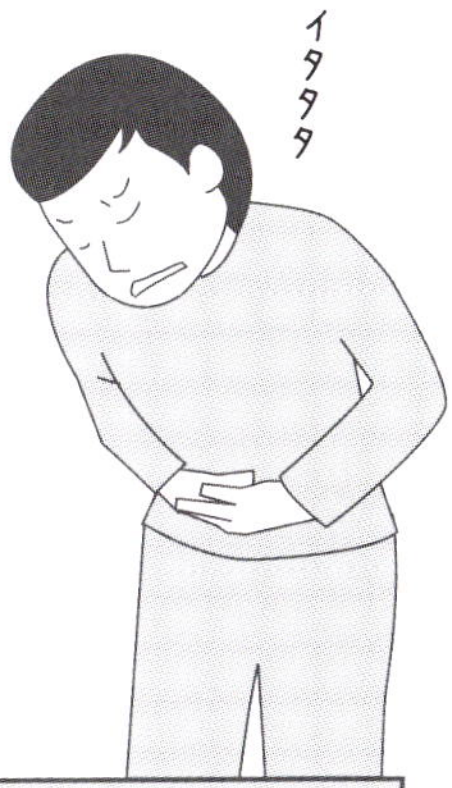

主な症状

腹痛、下痢、便秘、お腹が張る感じがある、ガスが溜まる、残便感など。お腹の症状以外に、不眠傾向や不安感、頭痛、肩凝り、吐き気、食欲不振などの症状をともなうことも。

過敏性腸症候群かなと思ったら……

- 医者に診断してもらい、男性ならラモセトロンやポリカルボフィルカルシウム、女性ならポリカルボフィルカルシウムや漢方薬を処方してもらう。
- 食生活や睡眠など生活習慣を見直す。
- 仕事や家庭などのストレスマネジメントを行う。

Doctor's Advice

過敏性腸症候群は、薬による治療が効果的です。迷ったら、ためらわないで医師に相談してみてください。

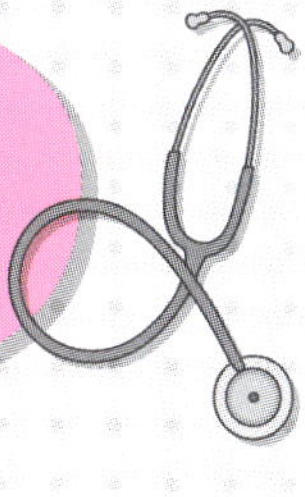

習慣
39
かつおぶしを使って食欲をコントロールする

「過食」タイプのうつ病が増えている

かつてはうつ病になると、食べる量が減って痩せてくるのが普通でしたが、最近は「過食」に悩む患者さんが増えています。うつ病でも非定型うつ病、いわゆる「新型うつ病」では過食症状が見られます。また拒食症も、以前は食事を制限しすぎる人が多かったのですが、最近は無茶食いした後、自分で吐く人が増えています。

病気でなくても、**イヤなことがあるとお菓子をつまんでしまうということ、ありませんか？** こういうときほど、甘いものや脂っこいものが欲しくなるのです。

ストレス過食の特徴と対策

ストレスによる過食には、3つ特徴があります。

食欲をコントロールするリセット・プログラム

プログラム1

・食べすぎを防ぐ基本を押さえる。

※お菓子を手元に置かない。
※もち歩くのはガムやシュガーレスタブレットだけにする。
※お腹が空いているときにスーパーやコンビニに行かない。

プログラム2

・かつおぶしを使って夕食をとる。

まず、**ひどい空腹感におそわれ、制御不能になる**こと。2つ目は、甘いものなど「確実に太るから」と**自分で制限中のものを、無性に食べたくなる欲求**です。3つ目は**不安、怒り、落胆などの否定的な感情がともなう**こと。

過食の背後には、不安定な人間心理が隠れているのです。

こころの安定と食欲は、密接に関係します。

食欲は脳内のさまざまな化学物質と関連しています。ストレスと過食の関係を説明する科学的理論はまだ確立されていませんが、まずは「食べすぎ」を何とかしたい人も多いのではないでしょうか。下に過食対策を3つご紹介しましょう。

「何となく食べてしまう」から「食べすぎとわかっていてもやめられない」まで、**食欲をうまくコントロールできないことの背景には、寂しさや不安もひそんでいます**。

本来の自分らしさと、落ち着きを取り戻すことがいちばん大切です。

プログラム3

・1日30分だけ「食べてもいい時間」を設けてしまう。

※ただし、「食べるものは袋や箱に入れてあるものだけ」と決める。
※設定した時間が過ぎたら、中身があっても袋や箱はそのまま捨てる。

※たっぷりのかつおぶしでダシをとり、旨味で満腹中枢を刺激する。
※冷奴、土佐煮などの料理に使う。

Doctor's Advice

過食の背後にあるストレスを軽減するために、睡眠、運動などの生活習慣も見直しましょう。

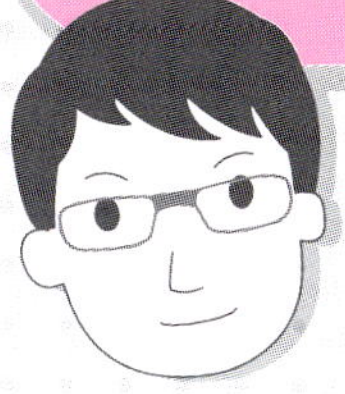

習慣 40

脳にいい食べ物で、こころをヴァージョン・アップする

ブレイン・フーズで健康とこころの安定を

脳にとって理想的なのは、バランスよく適量を摂取する食事です。さらに脳にいい「ブレイン・フーズ」と呼ばれる物質をご紹介しましょう。

レバーや肉、卵黄に含まれるコリンは、記憶や学習に重要なアセチルコリンという物質の素になります。アルツハイマー型認知症は、アセチルコリンが減少する病気でもあるのです。

まぐろの目玉に含まれるDHA（ドコサヘキサエン酸）、カレーの材料となるターメリック（ウコン）に含まれるクルクミンも、大脳の海馬にはたらきかけ記憶能力を上げるという研究報告があります。カレーやウコン茶は脳にいいのです。

緑茶や赤ワイン、チョコレートに含まれるフラボノイド（ポリフェノールの一種）は、脳梗塞予防に効果があります。ただし片頭痛のかたは、ポリフェノールで悪化してしまうので、注意が必要です。

魚、レバー、貝、のりに多いビタミンB_{12}も、神経機能を正常にはたらかせるため、脳には重要な栄養素です。

こころの安定にはセロトニンが重要

記憶力だけでなく精神的な安定を得られる食べ物も重要です。

アミノ酸からつくられるセロトニン、トリプトファンが精神安定にかかわるため、トリプトファンを多く含む食事が、脳にいいといえます。具体的には、大豆類やバナナ。これらはからだの健康

や美容にもいい食材です。また大豆には女性ホルモンに似たはたらきをする大豆イソフラボンも含まれており、中性脂肪を減らし、高血圧を予防するはたらきなどがあります。みそ汁や豆腐料理などメニューを工夫し、積極的に食べましょう。

青魚パワーでうつを撃退

イワシ、サンマ、アジなどの青魚も最強の食材です。これらに含まれるオメガ3脂肪酸がうつ病の予防と治療に有効であることが、国際的にも認められつつあります。

逆に脂っこいもの、高塩分、甘いものは健康にとっては〝余分三兄弟〟。これらは動脈硬化を起こしやすくさせ、脳の動脈もカチカチにし、その結果、脳に栄養分が行きわたらなくなります。急に認知症になるわけではありませんが、抑うつ的になる、頑固、怒りっぽいといった性格になるなど、悪い変化を招くことがほとんどです。

「まだ若いから」と油断せず、今日から食生活を見直しましょう。

脳とこころに効くフード・メニュー

メニュー1 五目大豆煮

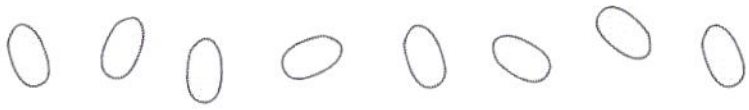

おすすめポイント 大豆類は、トリプトファンを含む健康的な食材です。ただし、豆ばかり食べる偏食はNG。

つくり方

材料（約4人前）：大豆の水煮約120g、ごぼう、人参各100g、しいたけ4～5枚、戻した昆布適量、水400ml、砂糖、醤油、酒、粉末だし、みりん各適宜

① 野菜や昆布を大豆の大きさに合わせて切り、水とダシとともに鍋に入れて中火にかける。

② あくを取り、野菜に火が通ったら、調味料類を加える。

③ 大豆を加えて、落としぶたをし、煮汁が3分の1になるまでさらに煮込む。

- トリプトファンのとれるその他の食材

バナナ、ナッツ類、肉類、たらこなど。

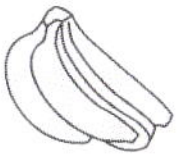

メニュー4 青魚のムニエル

おすすめポイント

青魚に含まれるオメガ3脂肪酸が、うつ病の治療と予防に有効であることが、国際的に認められつつあります。
焼くだけでは脂肪分が流出してしまうので、ムニエルや煮魚にするのがおすすめ。

つくり方

材料（4人前）：サバやメカジキなどの切り身４切れ、小麦粉、塩こしょう、バター適宜

① 魚に塩こしょうをふり、小麦粉をまぶす。
② フライパンにバターを落として溶かし、①の魚を焼く。

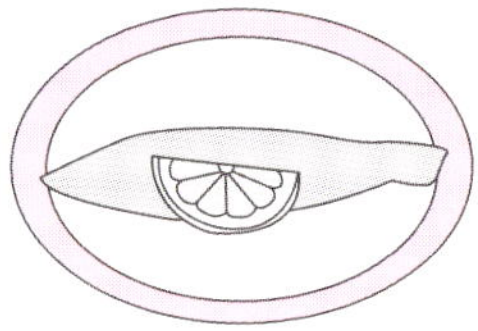

• **オメガ3脂肪酸のとれるその他の食材**
亜麻仁油、エゴマ油、くるみなど。

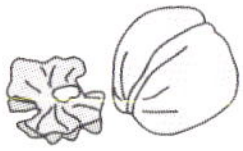

メニュー5 カフェモカ

おすすめポイント

コーヒーやココアに含まれるフラボノイド（ポリフェノールの一種）は、抗酸化作用があり、有害な活性炭素を除去するほか、動脈硬化を予防する効果があります。

つくり方

材料（1人前）：ドリップタイプのコーヒー1杯分、熱湯、純ココア、牛乳、砂糖適宜

① 抽出タイプのコーヒーに熱湯を注ぎ、カップに適量いれる。
② ①にココアと牛乳を適量加えてよく混ぜる。砂糖を加えて味をととのえる。

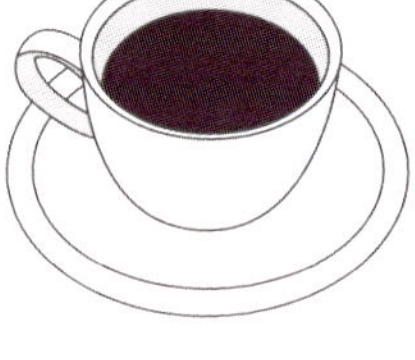

• **フラボノイドのとれるその他の食材**
緑茶、赤ワイン、ブルーベリー、大豆など。

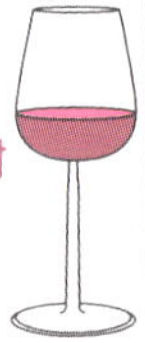

脳とこころに効くフード・メニュー

メニュー2 豆たっぷりのキーマカレー

おすすめポイント カレールウの材料のひとつターメリックに含まれるクルクミンが、記憶力をつかさどる脳の海馬にプラスにはたらきます。大豆もたっぷり。

つくり方

材料（約4人前）：市販のカレールウ半箱、豚ひき肉300g、人参3分の1本、玉ねぎ中1個、大豆の水煮200g、サラダ油、水適宜

①鍋にサラダ油をひき、適当な大きさに切った野菜類、ひき肉を炒める。

②大豆を汁ごと入れ、カレールウを割入れる。

③ルウが溶ける程度の水を足して煮込む。

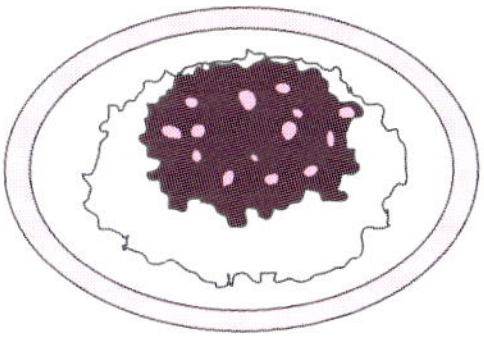

• クルクミンのとれるその他の食材

ウコン茶、ウコン粉末など。

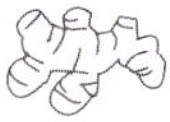

メニュー3 レバニラ炒め

おすすめポイント 記憶力が上がるアセチルコリンの素になるコリンやビタミン類がレバーに多く含まれます。

つくり方

材料（4人前）：豚レバー400g、ニラ1束、もやし、ピーマン、キャベツ、人参など適宜、酒、醤油、すりおろし生姜、片栗粉、オイスターソース、豆板醤各適宜、牛乳

①レバー（そぎ切り）を、牛乳に5分漬けて臭みをとる。軽くゆすぎ、酒、醤油、すりおろし生姜を混ぜたタレに10分漬け込む。

②①に片栗粉を加えてもみ合わせ、油をひいたフライパンで焼く。

③レバーをフライパンから取り出し、適当に切った野菜類を炒める。レバーを戻し、オイスターソース、豆板醤で味付けする。

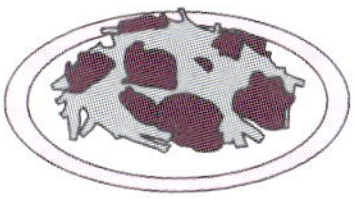

• コリンのとれるその他の食材

鶏卵、大豆、牛肉、豚肉、サツマイモなど。

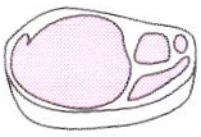

習慣
41

サプリメントに頼らず、偏らない食事を心掛ける

健康によい食品でも、とりすぎに注意

TVや雑誌で健康によいとうたわれている食材でも、自分の健康上の問題に注意してとり入れましょう。

たとえば赤ワインなどに含まれるポリフェノール。動脈硬化予防の効果があることが知られていますが、片頭痛の人にはタブーです。血管を広げ、痛みをひどくしてしまいます。

低カロリーで健康的な日本食も、脂肪分や糖分が少なく肥満防止にはいいのですが、塩分が多めで高血圧のリスクが高くなります。

「ばっかり食べ」は逆に危険

セロトニンが減少すると、抑うつ、不安が強まります。大豆にはセロトニンをつくるトリプトファンというアミノ酸が多く含まれ、うつや不眠にいいことは本書でもふれてきました。おすすめの食材ですが、偏って食べすぎるとタンパク質や熱量の過剰で、痛風や肥満の原因になりかねません。

代謝アップ効果があり人気の唐辛子の成分、カプサイシンも、体質によっては下痢を引き起こす可能性があります。

アミノ酸飲料も飲みすぎれば糖分を必要以上にとることになり、太ります。

ひとつの食材や特定の健康法にこだわりすぎて、その方法ばかり実践すると、思わぬ病気を引き起こします。

自分の検診結果や体調を把握し、バランスよく、かつ自分に合う食事を考え、続けていきましょう。

疲れを癒す食事のポイント

肉、野菜、魚、果物を
毎日食べる。

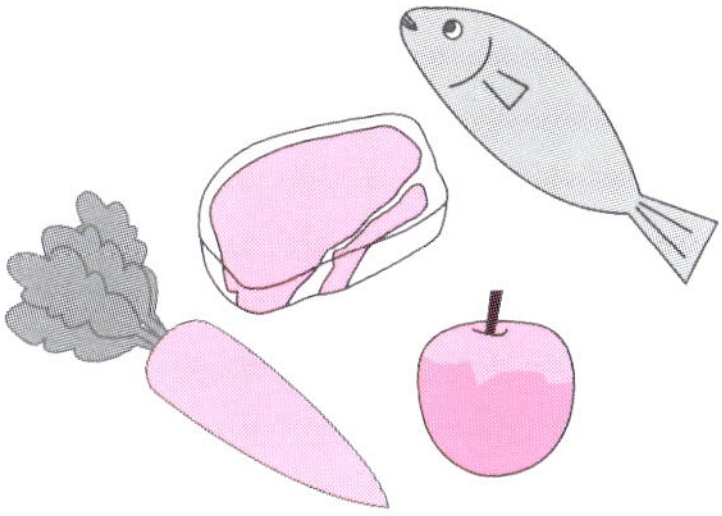

冷たいものばかりでなく、
温かいものも取り入れる。

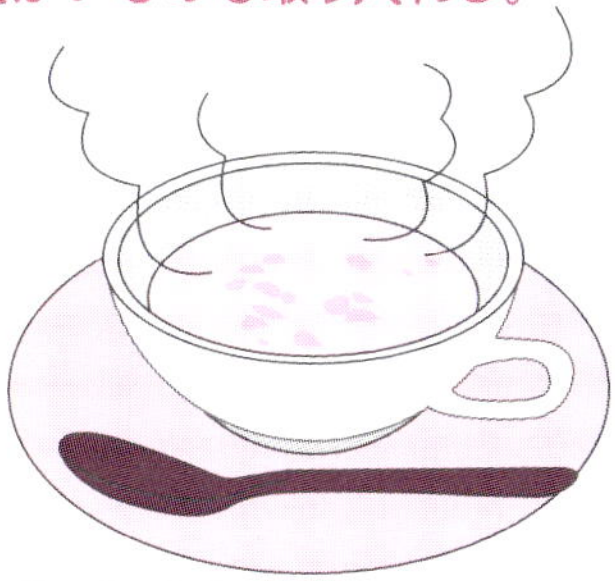

和・洋・エスニックetc.……。
自分の好みでいいので、
1種類に偏らない。

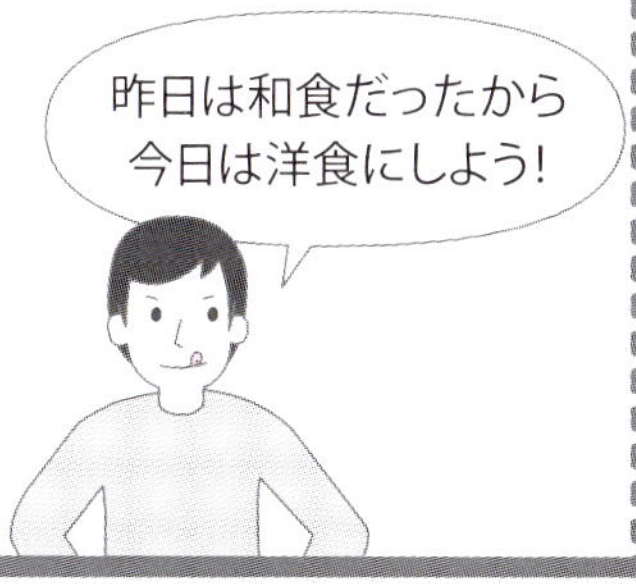
昨日は和食だったから
今日は洋食にしよう!

サプリメントも重要だが
過度に依存しない。
メインの栄養素は食物から。

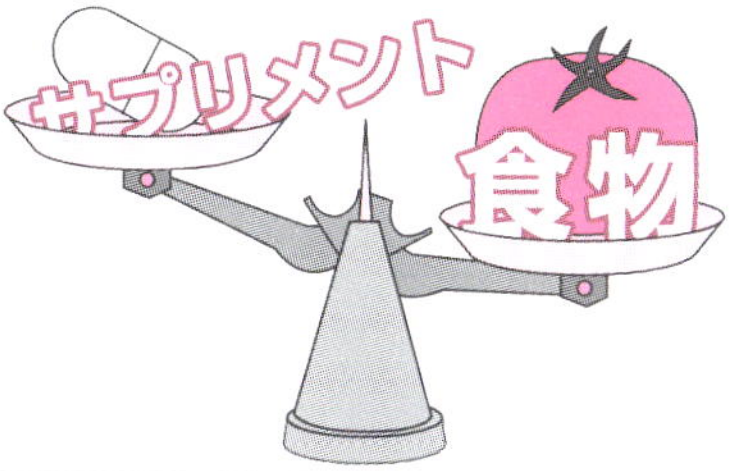
サプリメント
食物

Doctor's Advice

有名な健康食品でも、人によっては害になる場合もあります。自分にアレルギーや持病がないか、チェックするようにしましょう。

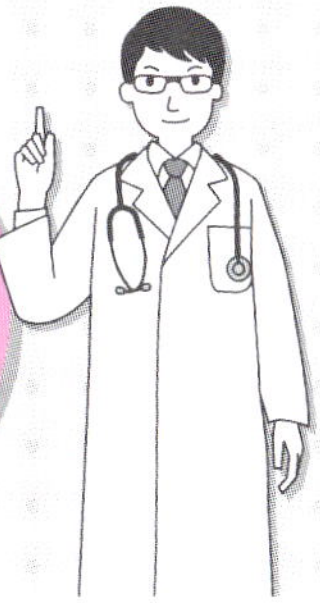

おわりに

いかがでしたか。

いきなり難易度の高いことに挑戦しなくても、今日の疲れを明日に残さないための小さな新しい習慣を、試しに始めてみていただけそうですか。

今の社会は、右肩上がりの経済や今日より確実によくなるはずの未来を目指してこころの張りをもって働いていた時代とは、違います。

頑張って働いても明日がもっとよくなるという実感をなかなかもてない。

達成感がなく、なのに、ただただ毎日が忙しい。

わたしが精神科医として働く現場でも、そうした報われない毎日の疲れに疲弊したかたに、多くお会いします。

メンタルの疲れには、どんな場面でどんなふうに考え、どんなふうに行動し、どんなふうに周囲とコミュニケーションをとればいいのか。

フィジカルな疲れには、日中どんなふうにからだを動かし、どんな呼吸やストレッチをすることでよりよい睡眠がとれ、疲れを残さずに忙しい日々を乗り切ることができるのか。

そうしたことを、医学的な研究成果をもとにしつつなるべく平易に、コンパクトに、具体的にわかりやすくまとめたつもりです。

今すぐには生活や習慣を変えられなくても構いません。こんなやり方がある、こんなふうに毎日を過ごせば溜まった疲れをリセットできるかもしれないと思いながらお読みいただき、こころとからだのセーフティー・ネットのように本書をお手元に置いて、折に触れて思い当たるところを拾い読みしてみてください。

頑張っている、努力しているからこそへとへとになってしまっている多くのかたが、もっと自分を大切にし、疲れを味方にかえて、リラックスして明日への英気を取り戻してくださいますように。

二〇一四年二月

自治医科大学精神医学教室・講師　西多昌規

西多昌規（にしだ・まさき）
精神科医・医学博士。自治医科大学精神医学教室・講師。1970年、石川県生まれ。東京医科歯科大学卒業。国立精神神経医療研究センター、ハーバード・メディカル・スクール研究員を経て現職。日本精神神経学会専門医、睡眠医療認定医など、資格多数。スリープクリニック銀座でも診療を行うほか、企業の精神科産業医として、メンタルヘルスの問題にも取り組んでいる。著書に『「昨日の疲れ」が抜けなくなったら読む本』『「月曜日がゆううつ」になったら読む本』『休む技術』（大和書房）、『「テンパらない」技術』『「凹まない」技術』（PHP文庫）など多数。

図解《ずかい》「昨日《きのう》の疲《つか》れ」が抜《ぬ》けなくなったら読《よ》む本《ほん》

2014年3月30日　第一刷発行

著　者　西多昌規《にしだまさき》
発行者　佐藤　靖
発行所　大和《だいわ》書房
東京都文京区関口1-33-4
電話 03-3203-4511
カバーイラスト　寄藤文平
本文デザイン・図版　鳩貝一子（株式会社トリア）
編集協力　株式会社トリア

本文印刷　シナノ
カバー印刷　歩プロセス
製本所　ナショナル製本

ISBN978-4-479-78282-7

http://www.daiwashobo.co.jp